公共卫生突发事件中职业安全与健康

医护人员和应急救援者防护指南

Occupational safety and health in public health emergencies

A manual for protecting health workers and responders

世界卫生组织 国际劳工组织 编著

张 敏 主译

U0304527

科学出版社

北京

内 容 简 介

当今世界，传染病暴发、危险化学品泄漏、放射性物质泄漏、自然灾害、冲突等性质的突发公共卫生事件频发，第一时间赶赴现场的是各类应急救援队伍，涉及医疗卫生、消防、公安、工程、民政等人员，他们会面临各种安全与健康风险。为此，世界卫生组织和国际劳工组织协调有关权威机构和专家，共同编写了本指南。本指南分类介绍了应急救援者在各类情况下面临的职业安全与健康风险，指导建立职业安全与健康体系，提供良好的操作指南和管理程序，有效减少应急救援人员的职业接触、伤害、疾病和死亡，减少应急救援人员的压力和恐惧，促进应急救援人员的健康和福祉。

对于职业健康与安全相关领域从事行政管理、执法监督、技术服务、医学教育、科学研究等人员，本指南既可作为专业工具书，也可作为培训教材使用。

图书在版编目（CIP）数据

公共卫生突发事件中职业安全与健康：医护人员和应急救援者防护指南 / 世界卫生组织，国际劳工组织编著；张敏主译 . —北京：科学出版社，2020.2

书名原文：Occupational safety and health in public health emergencies: A manual for protecting health workers and responders

ISBN 978-7-03-064445-9

Ⅰ . ①公… Ⅱ . ①世… ②国… ③张… Ⅲ . ①公共卫生－紧急事件－卫生管理－指南②职业安全卫生－指南 Ⅳ . ① R19-62 ② X9-62

中国版本图书馆 CIP 数据核字 (2020) 第 026785 号

责任编辑：丁慧颖　杨小玲 / 责任校对：张小霞
责任印制：越　博 / 封面设计：陈　敬

科学出版社 出版
北京东黄城根北街16号
邮政编码：100717
http://www.sciencep.com
中国科学院印刷厂 印刷
科学出版社发行　各地新华书店经销
*
2020年2月第 一 版　开本：890×1240　1/16
2020年2月第一次印刷　印张：7 1/2
字数：190 000
定价：108.00元
（如有印装质量问题，我社负责调换）

公共卫生突发事件中职业安全与健康：医护人员和应急救援者防护指南（*Occupational safety and health in public health emergencies: A manual for protecting health workers and responders*）

国际劳工局，日内瓦，2018 年

ISBN：978-92-2-030794-6（印刷版）

ISBN：978-92-2-030795-3（网络 PDF 版）

本出版物由国际劳工组织印刷发行部文件和出版物制作处（Document and Publications Production, Printing and Distribution Branch，PRODOC）制作。

图文排版设计、版面排版、印刷、电子出版发行。

PRODOC 致力于使用来自森林的纸张，并以环境可持续和对社会负责的方式进行管理。

编号：SCRIBE-REPRO

建议引用。公共卫生突发事件中职业安全与健康：医护人员和应急救援者防护指南 . 日内瓦：世界卫生组织和国际劳工组织；2017. 许可协议：CC BYNC-SA 3.0 IGO。

图书在版编目（CIP）数据。CIP 数据请访问 http://apps.who.int/iris。

销售，权利和许可。购买 WHO 的出版物，请访问 http://apps.who.int/bookorders。提交商业使用请求及有关权利和许可的查询，请访问 http://www.who.int/about/licensing。

ILO 的出版物和数字产品可通过主流书商和数字发行平台获得，或直接从 ilo@turpin-distribution.com 订购。欲了解更多信息，请访问网站：www.ilo.org/publns 或联系 ilopubs@ilo.org。第三方材料。如果您希望重复使用归属于第三方的作品，如表格、图形或图像，则您有责任确定是否需要获得该重复使用的许可并获得版权所有者的许可。因工作中侵犯任何第三方拥有的作品而导致索赔的风险完全由用户自负。

《公共卫生突发事件中职业安全与健康：医护人员和应急救援者防护指南》翻译人员

主　译　张　敏　中国医学科学院 / 北京协和医学院公共卫生学院

译　者（按姓氏汉语拼音排序）

陈　亮　福建省疾病预防控制中心

陈　娜　国家卫生健康委员会职业安全卫生研究中心

黄　菊　中国医学科学院医学信息研究所

李　祈　湖南省职业病防治院

刘　拓　中国疾病预防控制中心职业卫生与中毒控制所

石春兰　北京市朝阳区卫生健康监督所

王宇萍　中国医学科学院 / 北京协和医学院公共卫生学院

徐李卉　世界卫生组织（短期顾问）

致谢

本指南由 WHO 和 ILO 撰写，加拿大不列颠哥伦比亚大学（University of British Columbia）、美国马里兰大学（University of Maryland）、美国疾病预防控制中心（CDC）和国家职业安全卫生研究所（NIOSH）也做出了相应的贡献。

本指南由 Ivan D. Ivanov 和 Francisco Santos-O'Connor 指导进行编写，前者来自 WHO 公共卫生、健康的环境及社会决定因素部，后者来自于 ILO 劳动管理、劳动监察和职业安全及健康处。劳动者健康顾问 Shubhendu Mudgal 参与撰写了本指南的草稿。

以下人员做出了贡献。

WHO：Benedetta Allegranzi、Sebastian Bruno、Zhanat Carr、Kenneth Carswell、Francois Cognat、Rudy J. J. M Connix、Sergey Eremin、Ivan Ivanov、Erin Maura Kenny、Meleckidzedeck Khayesi、Kazunobu Kojima、Mark van Ommeren、Adrienne May Rashford、Joana Helena Tempowski 及 Ju Yang。

ILO：Shengli Niu、Francisco Santos-O'Connor、Yuka Ujita 及 Christiane Wiskow。

美国马里兰大学：Joanna Gaitens、Melissa McDiarmid 及 G. M. Oliver。

加拿大不列颠哥伦比亚大学：Karen Lockhart、Stephanie N Parent 及 Annalee Yassi。

美国疾病预防控制中心 – 国家职业安全卫生研究所（CDC-NIOSH）：Claire C. Caruso、Christopher Coffey、Lisa Delaney、Chad Dowell、Selcen Kilinc-Balci、Margaret Kitt、Leslie Nickels 及 Jill Shugart。

本指南撰写过程由地区预案项目（Regional Preparedness Programme）提供财务支持，地区预案项目由英国国际发展部与美国 CDC-NIOSH 关于第 60 次世界卫生大会第 26 号决议"劳动者健康：全球行动计划"的合作协议资助。

缩略语

ARD	acute respiratory disease	急性呼吸疾病
BSS	Basic Safety Standards for Protection against Ionizing Radiation and for the Safety of Radiation Sources	电离辐射防护和辐射源安全的基本安全标准
ERHMS	Emergency Responders Health Monitoring and Surveillance	应急救援者健康监测和监护
ERW	Ebola response worker	埃博拉应急响应者
EVD	Ebola virus disease	埃博拉病毒病
HBV	hepatitis B virus	乙型肝炎病毒
HCV	hepatitis C virus	丙型肝炎病毒
HIV	human immunodeficiency virus	人类免疫缺陷病毒
IAEA	International Atomic Energy Agency	国际原子能机构
IASC	Inter-Agency Standing Committee	机构间常设委员会
IATA	International Air Transport Association	国际航空运输协会
ICAO	International Civil Aviation Organization	国际民用航空组织
ICS	Incident Command System	事故指挥系统
IFRC	International Federation of Red Cross and Red Crescent Societies	红十字会与红新月会国际联合会
IHR	International Health Regulations	国际卫生条例
ILO	International Labour Organization	国际劳工组织
IPC	infection prevention and control	感染预防与控制
MERS-CoV	Middle East respiratory syndrome-coronavirus	中东呼吸综合征 – 冠状病毒
NGO	nongovernmental organization	非政府组织
NIOSH (United States)	National Institute for Occupational Safety and Health	国家职业安全卫生研究所（美国）
OSH	occupational safety and health	职业安全与健康
PEP	post-exposure prophylaxis	接触后预防
PPE	personal protective equipment	个人防护用品
PTSD	post-traumatic stress disorder	创伤后应激障碍
SARS	severe acute respiratory syndrome	严重急性呼吸综合征
SCBA	self-contained breathing apparatus	自给式呼吸器
UNCDF	United Nations Capital Development Fund	联合国资本开发基金会
UNDP	United Nations Development Programme	联合国开发计划署
UNFPA	United Nations Population Fund	联合国人口基金会
UNMEER	United Nations Mission for Ebola Emergency Response	联合国埃博拉应急特派团
USCDC	United States Centers for Disease Control and Prevention	美国疾病预防控制中心
WFP	World Food Programme	世界粮食计划署
WHO	World Health Organization	世界卫生组织

（翻译：刘　拓；审校：张　敏）

译者前言

当今世界，传染病暴发、危险化学品泄漏、放射性物质泄漏等性质的突发公共卫生事件频发，第一时间赶赴现场的是各类应急救援队伍，涉及医疗卫生、消防、公安、工程、民政等人员，他们会面临各种安全与健康风险。因此，针对突发公共卫生事件的不同性质危害因素，如何有效保护应急救援队伍的安全与健康，是一个重大的挑战！

2018 年夏季，我因故到日内瓦，顺道拜访世界卫生组织和国际劳动组织合作多年的两位同仁，他们不约而同地向我推荐了世界卫生组织和国际劳工组织最新合作的出版物——*Occupational safety and health in public health emergencies: A manual for protecting health workers and responders*（《公共卫生突发事件中职业安全与健康：医护人员和应急救援者防护指南》）。拿到该指南之后，我一口气读完。我认为，该指南将会对加强我国公共卫生突发事件中职业安全与健康的相关技术支撑和制度建设产生显著的指导作用。

回到北京，我马上着手引进和翻译工作。一方面，向国际劳工组织申请中文翻译授权并获得同意；另一方面，在没有专项经费支持的情况下，邀请几位既往译著的翻译团队成员自愿加入翻译工作，大家纷纷利用业余时间积极工作。2018 年底，我们的翻译工作得到了中国医学科学院/北京协和医学院公共卫生学院的职业与环境健康的学科建设经费支持，正式着手出版工作。

在该指南的翻译出版过程中，我国不幸发生了两次重大公共卫生突发事件，在紧急状态之下，我们两次将翻译文稿提交国家政府有关部门，并通过多种渠道向专业人员和社会公众进行分享，为保障突发事件中应急响应人员的职业安全与健康发挥了力所能及的作用。

其一，2019 年 3 月 21 日，江苏省盐城市响水县生态化工园区的天嘉宜化工有限公司发生特别重大爆炸事故，造成 78 人死亡，直接经济损失 19.86 亿元。事件发生后，我们第一时间整理出该指南的"第 5 章　化学品事故中的职业安全与健康"翻译稿，报送国家卫生健康委员会有关司局，并制作成 PDF，通过多个微信公众号免费推送传播。特别值得一提的是，农工党中央生物技术和药学工作委员会积极寻求社会力量的支持，紧急印刷了单行本，分发给救援指挥部门和有关人员使用。

其二，2020 年初，面对突如其来的新型冠状病毒肺炎疫情，我们整理出该指南的"第 4 章　传染病暴发时的职业安全与健康：临床和社区环境"翻译稿，于 1 月 21 日提交给国家卫生健康委员会相关司局，于 1 月 22 日通过多个微信公众号紧急推送传播，努力为国家制定相关政策提供技术支撑，为一线医护人员和其他救援者的实践操作提供技术指导。

近期，国际同行向我分享了一张世界卫生组织总干事谭德塞先生的照片，总干事在照片中展示了两份出版物，一份就是该指南——*Occupational safety and health in public health emergencies: A manual for protecting health workers and responders*（《公共卫生突发事件中职业安全与健康：医护人员和应急救援者防护指南》），可见总干事对该指南的高度认同；另一份则是世界卫生组织和国际劳工组织合著的 *Health WISE Action Manual: Work Improvement in Health Services*（《改善医护人员工作条件行动手册》），这本书我们已于 2015 年翻译出版。

在翻译的过程中，我们团队查阅了大量技术文献和标准，力求相关专业术语的中文翻译准确，付出了艰辛的劳动。其中，刘拓翻译了"引言"、"本指南宗旨"、"第1章　应急期间的职业安全与健康：管理要素"和"附录　工具箱"；李祈翻译了"第2章　应急和疾病暴发过程中的职业安全与健康防护策略及工具"；徐李卉翻译了"第3章　应急情况下常见的安全与健康风险"；石春兰翻译了"第4章　传染病暴发时的职业安全与健康：临床和社区环境"；王宇萍翻译了"第5章　化学事故中的职业安全与健康"；黄菊翻译了"第6章　放射性事故中的职业安全与健康"；陈亮翻译了"第7章　自然灾害的职业安全与健康危害因素"；陈娜翻译了"第8章　在冲突局势下人道主义应援期间医务人员的安全与健康管理"。张敏负责全书的审校和技术把关。刘拓承担了指南翻译出版的秘书工作。

该指南能够得以顺利出版发行，还得到了很多同行的支持和帮助。中国疾病预防控制中心职业卫生与中毒控制所吴维皑研究员和中华全国总工会原劳动保护部尤立新部长对译稿进行了同行评议，并提出了许多宝贵意见；国家卫生健康委员会相关司局的领导、多个国际组织的同仁，以及中国医学科学院/北京协和医学院公共卫生学院、护理学院的领导和专家给予了不同形式的支持和重视；尤为令人难忘的是，该指南编辑出版阶段正值全国人民奋力抗击新型冠状病毒肺炎疫情之际，为了加快出版发行，使该指南在抗疫中发挥更大作用，科学出版社的同仁积极协调资源，保障图书的高质量出版。在此，我们一并表示衷心感谢！

鉴于译者翻译水平和专业能力有限，本书难免会存在各种不足，敬请读者批评指正！

张　敏

中国医学科学院/北京协和医学院公共卫生学院教授

第八届国家卫生健康标准委员会职业健康标准专业委员会副主任委员

2020年2月19日

引言

在 WHO 应急响应框架中，WHO 将应急状况定义为对大量人口或人群中相当大比例的人口的生活和福祉产生影响并需要多部门实质性的援助的情况[1]。对于 WHO 响应而言，应急必须有明确的公共卫生影响。此外，根据 2005 年世界卫生大会通过的国际卫生条例（IRH），国际关注的公共卫生应急状况被定义为"根据本法规规定所确定的特殊事件：①通过疾病的国际传播导致其他国家面临公共卫生风险；②可能需要协调性的国际应对措施[2]"。此类事件可能包括传染病暴发、危险化学品泄漏或放射性泄漏及其他事件。

在过去的 50 年中，世界经历了各种天灾人祸和应急状况。这些应急状况包括在世界各个地区不时发生的传染病暴发，如严重急性呼吸综合征（SARS）、甲型 H1N1 流感、埃博拉病毒病（Ebola virus disease）、霍乱、寨卡病毒病等。除传染病暴发外，其他主要应急情况包括放射性应急状况（如切尔诺贝利核事故、福岛核事故）和化学性应急情况（如博帕尔有毒气体泄漏、深海地平线钻井平台漏油）。此外，世界各地发生了大量自然灾害，如印度洋海啸，以及海地、巴基斯坦和菲律宾的地震、洪水和飓风[3]。

当前环境、经济及政治的发展和趋势表明未来灾害的严重程度和频率均在增加，支持这一假设的现象包括能源使用量增加、气候变化和环境污染、人口增长、全球工业化扩散、交通设施扩张及恐怖主义日益扩散。2015 ～ 2016 年，厄尔尼诺现象导致严重干旱及与之相关的粮食不安全、洪水、降雨和气温升高，进而造成各种健康威胁，包括疾病暴发、营养不良和卫生服务中断[4]。

随着全球化学品生产、贸易和使用（如农业）的增加，化学事故的全球风险正在增大。这些风险在发展中国家和经济转型中的国家尤其明显，这些国家的化学品生产、提取、加工和使用与经济发展密切相关，预计到 2050 年化学品产量将增加 6 倍[5]。

对此类疫情和应急情况的管理涉及众多不同组织之间的密切协调与合作，与这些组织有关的应急响应者组成的专业团体包括消防员、警察、应急医疗人员（辅助医务人员，急救医疗技术人员、医生和护士）和心理学家。在重大灾害中，以上专业团队还包括应急救援者，来自大型救援组织的技术人员、更多的医务人员、军事人员、反恐部队、遗体处理人员、清理劳动者、建筑劳动者和众多志愿者。上述各类劳动者都在应急响应管理方面发挥特定作用，这可能使他们在履行职责的过程中面临各种健康和安全有害因素。

近年来发生的许多事件具有较高的伤害和感染风险，并且在某些情况下会导致健康救援和应急救援者的死亡。在 SARS 和中东呼吸综合征 - 冠状病毒（MERS-CoV）暴发期间，均有医务人员被感染的事件发生。在西非埃博拉病毒病暴发期间，受影响最严重国家的医务人员埃博拉病毒病发病率和死亡率较高，这对卫生服务的整体功能造成了严重的负面影响[6]。

除了上述事件之外，许多国家目前正面临人道主义危机和冲突，这些危机和冲突越来越多地涉及对卫生设施的袭击，这种趋势令人不安。此类袭击不仅影响卫生服务提供者的健康和安全，还严重影响卫生系统对人道主义的应急能力。根据 WHO 的一份报告，2014

年 1 月至 2015 年 12 月的两年间，19 个处于应急情况的国家共报告了 594 起针对医疗卫生工作者的袭击，造成了 959 人死亡和 1561 人受伤 [7]。

鉴于上述事件，越来越多的人认识到为应急救援者提供更好的职业安全与健康保护应该作为一主要优先事项加以重视。

（翻译：刘　拓；审校：张　敏）

本指南宗旨

　　本指南概述了应急救援者在疾病暴发和其他突发事件中所面临的主要职业安全与健康风险，如自然灾害、化学事故、放射性突发事件和涉及冲突的突发事件，旨在帮助组织和工作场所更好地做出应急准备和应急响应。本指南特别关注资源匮乏的医疗卫生机构的需求，以帮助它们建立职业安全健康体系，提供良好的操作技术指南和程序，且该体系能够达到：①减少应急响应者的职业接触、伤害、疾病和死亡；②减少压力和恐惧；③促进医疗卫生和其他应急响应者的健康和福祉。

　　本指南主要有 3 部分。第 1 ~ 3 章介绍了在突发事件中职业安全与健康的管理工具、技术工具和策略。这些工具包括用于应急情况的职业安全与健康管理的系统方法、事故指挥系统（Incident Command System, ICS）、职业安全与健康控制及其标准防范措施，以及如何在应急情况下使用。第 4 ~ 8 章涵盖了不同类型突发事件的职业安全与健康危害，如临床和社区响应机构的暴发情况、化学事故、放射性事故、自然灾害及冲突情况。附录中的工具箱包括从各种资源所汇集的技术工具和资源信息库，旨在突发事件和疾病暴发时，为各类用户提供具有可操作性的职业安全与健康相关的技术支持。

　　本指南适用于应急响应组织中负责劳动者职业安全与健康的专家和官员。本指南的信息对国家处理突发事件高风险尤为重要，如高传染性疾病（如霍乱、黄热病、病毒性出血热），自然灾害及化学和放射性事故。本指南针对的主要目标包括以下机构或组织：负责在某个国家内实施《国际卫生条例》（IHR）的机构和组织、政府卫生和劳工部门、国际组织、非政府组织、人道主义和慈善机构、宗教组织、医院和医疗卫生机构、公共部门和私营公司、保安部队、用人单位组织和工会组织。

（翻译：刘　拓；审校：张　敏）

目录

Contents

第1章

应急期间的职业安全与健康：管理要素

需要采用系统性方法来管理应急救援医护人员的职业安全与健康，该方法涵盖各种管理职能，如依次有序开展规划、组织、实施、监测和评估等。本章涵盖了与疾病暴发和应急期间应急救援医护人员有关的职业安全与健康管理的各要素。

1.1　解决职业性有害因素和风险的管理体系

应急救援者的职业安全与健康管理应纳入职业安全与健康（OSH）体系，将 OSH 体系纳入或者整合到整体应急救援管理系统，予以实施，包括准备、响应和恢复阶段 [8]。

职业安全与健康管理系统的核心要素

在应急响应行动中，所有管理人员、团队领导和劳动者代表都需要接受培训，掌握在疾病暴发或应急期间，如何通过 ICS 建立职业安全与健康管理系统。这包括以下几点（图 1-1）。

- 工作场所职业安全与健康政策。
- ICS 内的职业安全与健康组织架构、角色与职责。

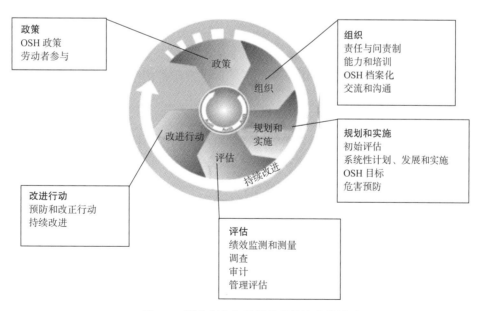

图 1-1　职业安全与健康体系持续改进循环

图片来源：职业安全与健康体系：持续改进的工具，国际劳工组织[9]

- 制定计划，包括资源动员（如人力资源、个人防护用品、监测设备、药品及疫苗、职业安全与健康程序及指南）。
- 监测和评估机制（如指标、检查表）。

以下是疾病暴发和应急响应期间对应急救援医护人员职业安全与健康管理的核心要求。

- 选择具备工作所需资质和技能的、合适的专业人员。
- 对选定的专业人员进行健康与安全风险评估、风险管理和风险沟通管理方面的培训。
- 在应急救援期间即评估和管理职业安全与健康风险。
- 开展健康监护，包括监测应急救援对应急响应者的身体、心理和社会健康的不利影响，并对这些影响进行管理，包括通过心理支持和咨询进行管理。

选择具有工作所需资质和技能的、合适的专业人员

无论是疾病暴发还是任何其他应急情况，这都是启动响应机制的重要一步。该过程包括将潜在应急情况的需求与所选人员的资质、技能和身心状况相匹配。

疾病暴发和应急响应期间的职业安全与健康管理的培训需求

培训是应急响应者在应对疫情、化学和辐射事故，以及自然灾害的应急救援过程中不可或缺的组成部分，该培训旨在使应急响应者掌握知识、改变观念并提高技能，以确保其能采取保护其个人健康和安全的适当行为，如此，应急响应者既能保护自身健康和安全，又能有效地开展应急行动。

所有预期参与应对疫情暴发或其他突发公共卫生事件的劳动者都应接受以下培训。

- 对职业安全与健康领域的有害因素和风险进行基础性评估和管理，包括物理性、化学性、生物性、机械性和社会心理有害因素。
- 与特定疾病暴发或应急情况相关的有害因素和风险，如感染预防和控制及以化学和辐射安全为基本要素的有害因素和风险。
- ICS 中应急响应者的角色和职责。
- 现场人身安全。
- 应急行动期间的疾病、伤害及事故报告。

此外，在应急响应期间，救援者应每天收到与特定危害及其健康和安全风险相关的安全工作实践的简报和指示。而且，此类每日简报可为检查应急响应者的健康状况提供良好机会。除了以上措施，可能还需要对应急响应者（如医疗单位、实验室和殡葬劳动者，以及化学和辐射劳动者）进行知识和特定技能（如使用个人防护用品、化学和辐射去污程序）的培训。

与参与应对疾病暴发和应急情况的救援者进行沟通

风险沟通是应急响应计划的关键部分，其在应急救援的所有阶段都是必需的。沟通是所有现场主管的责任。在疾病暴发和应急情况期间，与健康及其他应急响应者进行风险沟通的核心原则包括以下几点。

- 与劳动者的风险沟通应该是个人的、面对面的，不应仅仅依靠海报和健康教育材料。
- 劳动者代表应参与风险沟通。
- 劳动者不应从媒体了解风险和危险情况，现场主管应与劳动者讨论所有事故，并应立即采取预防措施。
- 与劳动者的风险沟通应该促进"不谴责"的文化建设。
- 风险沟通应该公平，并应具备解决恐惧、权利和职位及保护措施的有效性。

心理支持和咨询

应急响应过程与较高的压力水平相关联，压力会在应急救援的所有阶段影响应急响应者。因此，提供心理支持的目的是在应急救援全程及善后过程中预防和管理压力及其对身体、心理和社会健康的影响。

当应急响应者返回家中时，在执行应急任务期间受到的压力的影响不会神奇地消失，因此，保护其免受压力的影响需要心理救援及专业人员提供专业咨询和心理支持。

1.2　疾病暴发和应急期间用人单位与劳动者的权利、职责和责任

保护卫生保健者和其他应急救援者的健康与安全，对于维持充足的、能发挥作用的劳动力并确保应急响应和基本卫生服务的连续性至关重要。在诸如疾病暴发、化学品泄漏或辐射释放等应急情况下，工作场所风险迅速变化，用人单位需要做好准备，在与劳动者及其代表和技术专家协商后调整其惯常做法，以实现劳动者安全与履行工作义务之间的合理平衡。方框 1-1 描述了塞拉利昂在 2015 年应对埃博拉病毒病疫情期间应用的风险补贴政策。

用人单位与劳动者的普遍权利和责任

在管理疾病暴发和应急情况期间处理职业安全与健康风险时，ILO 1981 年的《职业安全与健康公约》（第 155 号）规定了用人单位应遵循的通用权利、职责和责任 [10]。

用人单位全面负责并确保采取一切切实可行的预防和保护措施，将职业风险降到最低。

- 用人单位负责提供有关职业安全与健康的充分信息，并负责全面指导和必要培训，向劳动者咨询与其工作有关的职业安全与健康问题，并向主管当局（如劳动监察机构、医学监察机构）报告职业伤害和职业病病例。
- 要求用人单位为劳动者提供充分的防护服和防护设备，并对如何使用进行适当的培训，以在合理可行范围内降低对健康产生不利影响的风险。
- 以下是适用于劳动者的通用权利、职责和责任。
  - 要求劳动者立即向其主管报告基于合理判断的、认为立即威胁或者严重危害他们生命或健康的任何情况。在采取补救措施接触威胁或危害之前，如有必要，用人单位不得要求劳动者返回对生命或健康造成持续的、立即威胁的、严重危害的工作状态。
  - 劳动者有权离开他们基于合理判断的、认为对他们的生命或健康造成立即的、严重危险的工作状态。当劳动者行使这项权利时，应受到保护，免受任何不当后果的影响。
  - 劳动者负责遵循既定的职业安全与健康规程，避免他人接触健康和安全风险，并参与用人单位提供的培训。

ILO 1981 年的《职业安全与健康公约》（第 155 号）所规定的如下普遍原则也适用。

- 不应要求劳动者承担职业安全与健康措施的财务支出。
- 用人单位和劳动者和（或）其代表在工作场所内的合作应是与工作场所相关预防措施的基本要素。例如，通过与劳动者安全代表、安全与健康委员会开展合作，以及开展提供信息和培训方面的合作。

ILO 2002 年的《职业病名单建议书》（第 194 号）规定，如因职业接触而被感染和患创

伤后应激障碍（PTSD），则被视为职业病，受影响的劳动者有权获得赔偿、康复和治疗服务。

用人单位与劳动者在应急响应期间的权利和责任

包括卫生保健者在内的应急响应者在提供可能使他们面临感染、中毒、伤害和患病风险的服务时，负有契约责任和谨慎责任。尽管负有谨慎责任，但应急情况下工作所固有的风险增加，根据国情、现场情况和实践经验，应急响应者有权决定离开他们基于合理判断的、认为对他们的生命或健康造成立即的、严重危险的工作状态。

应急响应者所在的用人单位有责任为其提供安全的工作条件，并采取适当的方法落实职业安全与健康的措施。用人单位负有如下责任。

- 提供充分的培训、装备并保护劳动者。
- 为劳动者提供使用职业安全与健康技术的能力和知识。
- 在如何操作、对劳动者的工作期望及工作中的固有风险方面，向劳动者提供明确的指南。
- 提供适当的心理支持，并采取措施促进健康的操作实践。
- 为劳动者所提供的服务支付足够的报酬，包括风险补贴和他们及其家人的保险，以及被感染者的残障福利。
- 系统地收集信息，以确保正在开展的监测和评估职业安全与健康项目保护的有效性。

方框 1-1　塞拉利昂的风险补贴政策，针对埃博拉病毒病（Ebola virus disease, EVD）应急响应期间的埃博拉应急响应者（Ebola response worker, ERW）[11]

该政策于 2015 年 4 月 1 日生效，实施至 2015 年 11 月，后来被埃博拉病毒病弹性零补贴政策取代。该政策包括以下几点。
- 所涵盖的埃博拉应急响应者的类别。
- 风险补贴率。
- 管理和更新清单的程序。
- 确证和审计程序。
- 投诉管理。

应急救援期间救援者的社会保障

ILO 将社会保障定义为"社会为个人和家庭提供的保护，以确保其能获得医疗保障和收入保障，特别是年老、失业、疾病、残疾、工伤、孕产或失去赡养人之时"。社会保障涵盖了所有提供现金或实物福利的措施，以确保免受如下因素的影响：疾病、残疾、孕产、工伤、失业、年老或家庭成员的死亡导致的缺少工作相关的收入（或收入不足），无法获得医疗保障或无法获得可以负担的医疗保障，家庭支持不足，特别是对儿童和受赡养的成年家属的支持，普遍的贫困和社会排斥。

与疾病暴发和其他应急响应相关的、高于正常水平的风险突出了所有劳动者获得社会保障的必要性，包括移民、兼职劳动者和自雇劳动者。ILO 1952 年的《社会保障（最低标准）公约》（第 102 号）就应急情况期间可能适用的各种福利提供了通用指导。

医疗照护和疾病津贴

- 所有参与疾病暴发和应急救援活动的劳动者都应该获得医疗照护和疾病福利。另一个优先事项是紧急医疗后送，即将可能接触感染、危险化学品或辐射的国际应急救援者转移到可以接受适当医疗照护的地方。
- 在控制流行病行动期间，应对为感染者提供护理服务的卫生保健者提供接触后治疗。
- 卫生保健者，包括医务者、实验室工作者、殡葬队及设施清洁者、参与救援和应急响应的应急救援者，以及在应急响应期间有潜在接触受影响者的血液和其他身体分泌物风险的劳动者，应第一时间接种疫苗。
- 在隔离或检疫期间，劳动者有权享受疾病津贴。接受隔离或检疫的劳动者的经济补偿应自动给付，这是西非埃博拉病毒病应急响应过程中应对策略的重要组成部分。为劳动者和自雇劳动者提供替代性收入对于确保其严格遵守检疫标准至关重要。如果按日发放工资者在隔离和检疫期间没有得到补偿，他们即使发热，冒着感染他人的风险，也可能会继续去上班。
- 如因遵守监测、旅行限制、检疫或隔离要求而导致不可避免的缺勤，劳动者也应依法得到保护，使其免于被解雇。在公共卫生当局实施检疫的情况下，可能是用人单位要求劳动者继续从事某些工作，这些工作可以在家里或检疫地点完成。在此情况下，管理层和劳动者代表应就检疫期间的工资、工作时间安排和检疫期间的一般条件进行谈判并达成协议。

工伤津贴

并非所有劳动者都具有与职业性接触高传染性疾病病原体、危险化学品或辐射相同的风险水平，也并非所有劳动者都能够申请工伤津贴。针对个案的流行病学调查记录接触的高传染性疾病病原体、危险化学品或辐射是职业性接触还是非职业性接触。对于与这些有害因素的来源有高密度接触的劳动者，即使没有流行病学调查，也可合理地认定其接触是职业原因所导致的。

其他疾病或障碍，无论是由生物性、物理性、化学性、心理性还是由不良工效学危害引起的，如果因完成用人单位要求的工作而致的有害因素接触与劳动者罹患疾病之间存在因果关系，且该种关系是通过科学方法确定的或通过适合国情和实践的方法确定的，则可被认定为职业病。

健康危机的准备必须包括医护人员支付系统和缓解规划（mitigation planning），并将其作为核心组成部分（方框 1-2）。这要求机构间协调基于国家需求的评估工具、政策制定和技术指南，以及高质量技术援助、成本核算工具和规划框架的可获得性和可及性[12]。

方框 1-2　埃博拉应急救援者支付系统

联合国开发计划署（The United Nations Development Programme, UNDP）、红十字会与红新月会国际联合会（International Federation of Red Cross and Red Crescent Societies, IFRC）、联合国资本开发基金会（United Nations Capital Development Fund, UNCDF）、联合国人口基金会（United Nations Population Fund, UNFPA）、联合国埃博拉应急特派团（United Nations Mission for Ebola Emergency Response, UNMEER）、世界粮食计划署（World Food Programme, WFP）和埃博拉应急救援者支付项目（Payments Programme for Ebola Response Workers, PPERW）等一系列组织协商并向三个暴发埃博拉病毒病疫情的国家政府提供技术援助并进行能力强化，以确保及时发放埃博拉应急救援者的激励报酬。

具体而言，PPERW 有三个主要目标：①通过信息管理系统强化卫生部门人力资源规划；②强化现有支付平台和数字化激励报酬支付；③在几内亚和利比里亚建立由联合国运营的应急支付平台。

在塞拉利昂，埃博拉应急救援者支付项目覆盖 78% 的埃博拉应急救援者，不仅包括健康和公共卫生部的劳动者，还包括志愿者。在几内亚和利比里亚，卫生部继续监督向已经获得薪水的政府卫生工作者支付危险津贴，埃博拉应急救援者支付项目仅限于监督志愿性的或现有合作伙伴未覆盖到的埃博拉应急救援者的赔偿金（这些国家的埃博拉应急响应救援者约占总数的 19%）。在利比里亚，联合国开发计划署协助向埃博拉应急救援者付款，并加强了现有的支付机制和信息管理系统[12]。

幸存者的福利和丧葬费用

如应急救援者因职业伤害、职业性疾病或接触职业有害因素而死亡，其家庭成员和（或）受其赡养的依赖者应有权享受幸存者的福利，除非这些福利已由其他社会保障项目按照最低标准提供。此类事件受害者的葬礼需要由公共卫生当局组织，作为安全丧葬计划的一部分。

妊娠期福利和妊娠期保护

不应安排孕妇到受影响的国家工作，孕妇不应参与应对疾病暴发和应急救援有关的活动。不容许妊娠期或哺乳期的劳动者进入有感染传播风险的工作场所。

1.3　采用健康与安全监护和监测系统应对西非埃博拉病毒病的述评

卫生工作者作为应急响应者，其职业安全与健康对于维持应急响应活动、正常提供卫生保健服务、满足社区公共卫生需求至关重要。根据这些目标，在应对 2014 ～ 2015 年的西非埃博拉病毒病暴发的过程中，WHO 建立了一个系统，以确保应急救援期间应急响应者的职业安全与健康[13]。

该系统包括应急救援前、应急救援中和应急救援后的帮助和指导，这些帮助和指导由 WHO 劳动者健康和福利服务部门及参与应急响应的 WHO 其他部门提供。该系统建立在受埃博拉病毒影响的国家，以确保应急救援者的职业安全与健康得到国家和地区层面的多学科小组的支持，多学科小组包括工作和感染预防与控制密切相关的健康和安全官员及其他专业人员。

上述多学科小组与 WHO 国家办公室的员工合作，确保应急救援者接受全面的就职培训，了解有关国家情况简报、工作职能说明、防护设备及在有需要或应急情况下所需要联系人员的联系方式。任命健康与安全官员，帮助应急救援者遵守指示和规程，以便在工作时间内外都能保证自己的安全与健康，并监测这些措施的实施效果。

救援前阶段

救援前阶段包括以下内容。

健康检查和医学合格证

在应急响应者开始工作前，必须确保其做好身体和心理的准备。应急救援涉及强度高、时间长的工作环境，因此身体健康良好和充分准备非常重要。禁止妊娠期妇女参与应急救援。

　　一旦被选定为应急救援者，就需要获得医学合格证，该合格证由 WHO 总部的劳动者健康和福利服务部门或 WHO 区域办公室提供。医学合格证由有资格的执业医生签发，需一套经过审查和批准的完整的健康检查，包括实验室检测和免疫接种。

预防性免疫接种

在埃博拉病毒病应急响应期间，被派往西非的应急响应者要接种以下最新疫苗。

- 黄热病疫苗（强制性）。
- 白喉 – 破伤风（最好在 5 年内）– 脊髓灰质炎 +/- 百日咳疫苗。
- 伤寒疫苗。
- 甲型肝炎和乙型肝炎疫苗。
- ACYW 135 群脑膜炎疫苗（如果疫情暴发持续发生则要求强制接种）。
- 对于 1963 年以后出生但没有患过麻疹的人应接种麻疹疫苗，或两剂麻疹 – 腮腺炎 – 风疹联合疫苗。
- 狂犬病疫苗（推荐）。
- 霍乱疫苗（仅在某些情况下推荐且应基于风险评估）。

针对疟疾的化学预防

作为埃博拉病毒病暴发期间风险最高的国家，几内亚、利比里亚和塞拉利昂也是疟疾的流行区。针对蚊子叮咬，全天的化学预防和个人防护对于预防疟疾和其他媒介传播疾病非常重要。因此，派往受影响地区的应急救援者必须在工作开始前、工作期间和工作后进行化学预防。疟疾的化学预防适用于所有疟疾流行的国家。

就职培训

在被派往应急现场或到达指定国家之前，应急救援者应接受就职培训。该培训由 WHO 总部、区域办公室或国家办公室提供，具体取决于出发地点和旅行安排。无论救援者的职责和隶属关系如何，就职培训旨在向所有救援者介绍埃博拉病毒和基本操作指导，提高应急救援者牢记对应的职业安全与健康事项的意识。该培训包名为 ePROTECT，已在线提供电子版[14]。

　　此外，对于工作风险高的应急救援者，如患者护理、安全殡葬或实验室工作者，需要参加由 WHO 总部、区域办公室或国家办公室提供的额外培训，具体取决于应急救援的途径和已经部署的应急救援者的报告。

　　在被派往应急救援之前，应急救援者要简要了解所去国家的情况，阅读由已派往的应急救援者提供的报告。抵达后，他们将收到健康与安全官所提供的额外的、更详细的简报。简报介绍如下。

- 应急救援者的免疫状态。
- 抵达时的疟疾预防状况。
- 接受了 ePROTECT 培训，并掌握了手卫生知识。
- 救援期间存在的关键职业安全健康风险及其控制措施。
- 提供医疗卫生用品包和杀虫剂浸渍的蚊帐。

一旦确认上述要求已做到位，应急救援者就可前往指定的应急救援区域。

救援期间

在救援期间，应急救援者在各自运营地区遵守健康与安全行为准则及伙伴系统。此外，还要定期评估工作场所、住宿区的感染预防控制和职业安全与健康状态。

行为准则

特别是在疾病暴发尚未得到控制的热点地区，应考虑到传染性疾病早期症状是非特异性的，如埃博拉病毒病，建议所派往的应急救援者在其工作生活中采取以下防范措施。

- 避免与人握手和拥抱。
- 在会议期间与同事保持至少 1 米的距离。
- 避免在执行任务期间的性活动（任何选择不遵循此建议者应始终使用安全套）。
- 在打喷嚏或咳嗽时注意礼仪，如果其他人不这样做，则要求他们这样做。
- 经常做好手卫生，特别是在上述时刻。

伙伴系统

伙伴系统是这样一个系统，其中两个人（即"伙伴"）作为一个独立的单元一起操作，以便两人之间能够彼此监护和帮助。在危险的活动中，伙伴经常是同龄人，伙伴系统的主要好处是能提高安全性。伙伴都可以防止彼此成为伤员，或者在危机中能相互救援。与单独操作相比，伙伴中经验较少的一方能够通过与经验丰富的一方密切合作和频繁联系更快地学习。

伙伴的责任如下所示。

- 帮助创造一个受欢迎的环境。
- 带领参观工作区。
- 作为阐明各种政策、程序和规程的资源。
- 要有耐心且态度积极，这有助于培养角色自信心。
- 回答常见问题，以帮助减少伙伴角色混乱和不确定的倾向。
- 介绍同事和员工，从而协助建立有效和富有创造力的协作网络。
- 协助对关键流程和程序的培训，如使用个人防护用品和感染控制。

救援后阶段

要求所有被派前往的应急救援者参加应急救援后情况汇报会，以收集有关救援过程的信息，促进改进应急救援工作。应急救援后情况汇报的重点为应急救援者在救援期间所观察、体验和学习到的内容，以及应急救援组织如何从这些经验中获益。

如开展这些活动，听取应急救援者的现场工作经验，给他们提供参与审视应急救援组织实践的机会，也有助于减轻个别劳动者的压力。

应急救援后，应急救援者需要联系 WHO 总部的劳动者健康与福利服务部门或区域的相关医生，以安排任务结束后的情况汇报。

医疗救援顾问和（或）救援心理学家组织开展救援后的情况汇报工作，重点汇报应急救援者如何应对其在救援期间所承受的压力。应急救援后的情况汇报要听取应急救援者的经历，他们对自身经历的想法和感受，以及他们如何处理自己的这些想法和感受。应急救援后的情况汇报会特别关注应急救援者当前的情绪状态及他们未来可能需要的个人、家庭支持或其他干预措施。救援后的情况汇报还包括对应急救援者进行关于压力经历可能对个人造成延迟影响方面的教育。需要专门的心理医生诊断和治疗 PTSD，并采取专门的医疗护理。如果怀疑患病，应立即寻求帮助。

文件化

关于职业安全与健康的指南汇编可查询以下关键资源。

- WHO 埃博拉病毒病疫情应急现场健康与安全手册可提供关于应急救援期间所需监护和监测要素的全面信息 [13]。
- 涵盖职业安全与健康指导的 ePROTECT 培训幻灯片，后来被编辑为在线培训资料 [14]。
- GO 培训手册涵盖了埃博拉病毒病应急救援的详细信息、WHO 的角色及救援期间的安全与健康指南，也可在线获取 [15]。

1.4 应急响应者的健康监测和监护

事故指挥系统（ICS）中的应急救援者健康监测和监护（Emergency Responders Health Monitoring and Surveillance, ERHMS）系统由美国国家职业安全卫生研究所（National Institute for Occupational Safety and Health, NIOSH）设计，已成为管理应急救援者职业安全与健康的有力工具。该系统已成功应用于 2010 年墨西哥湾深水地平线（Deepwater Horizon）漏油事件应急响应期间（方框 1-3）。ERHMS 系统的关键要素概述如下 [16]。

救援前阶段

造册与核实：在应急救援中需要造册与核实，以维护针对所有应急救援者的问责制。造册与核实系统旨在支持四种相互依赖的、可互操作的功能：①造册（记录每个劳动者的基本信息和确证信息）；②紧急确证（根据应急救援者认证和教育情况分配救援的确认级别）；③重新验证（定期验证应急救援者的信息）；④应急识别卡（根据核实等级分配身份识别卡）。

健康筛查：应急救援前的健康筛查旨在建立身体和情绪健康状况的基线资料，并应阐明应急救援者的身体健康、精神健康和免疫水平等状况。这些信息或可从初始的体检中获得，以确定其是否适合履行其责，也可从随后的医学检查中获得。当职业接触信息难以获得、难以解释或信息缺乏时，该基线信息可对救援后可能产生的不良健康影响有更充分的解释。

培训：要求应急救援者必须完全持有执行特定职责任务的资格证书，在国家或地区层面或有开展这些任务所需培训的强制性要求。此外，应急救援者识别并避免可能的健康和安全风险的能力将影响其在应急救援期间及之后的绩效、生存和康复。

救援期间

现场造册：应急救援者造册是指人员识别、问责和追踪的过程。该造册应用于记录到灾区报告并参与应急响应或救援工作的每个人。物流团队负责收集此信息。

健康监测和监护：监测是指持续和系统地收集、分析、解释和传播与个体救援者的伤害、疾病和接触状态相关的数据。其包括评估接触的发生、确定个体救援者在履责期间可能经历的接触水平，以及评估该接触如何影响个体应急救援者。监护是指持续和系统地收集、分析、解释和传播参与应急救援事件的全体应急救援者相关的疾病和伤害数据。其包括在应急救援期间和恢复期间、在特定人群内追踪应急救援者健康（疾病和伤害）趋势。应建立机制，使容许开展健康监护工作成为任何事件应急响应过程中不可或缺的组成部分。

应急响应活动文件化和安全控制文件化：应急响应者和志愿者在应急救援工作期间可能

会接触多种不同的化学和环境有害因素。关于劳动者职业接触的准确、有用的信息是确保接触特征准确、开展适当的沟通风险及有足够信息制定基于证据的决策（即个人防护用品和良好操作实践控制）的关键环节，进而用以保护应急响应者的健康与安全。

在应急响应期间职业接触与健康监测和监护数据交流：收集环境接触数据、个人健康与安全监测数据及集体监护数据，这对于保护所有参与短期和长期的应急响应者较为有用。必须在应急响应者所在的组织内部、组织之间及事故指挥系统内外沟通上述信息。

救援后阶段

程序外评估：如有，则开展程序外评估，以确定应急救援期间的工作对个体响应者产生不利影响的程度，并评估应急响应者群体内的趋势，识别其面临的潜在风险。所有应急救援者都应接受流程外评估，并作为遣散进程的内容，或在遣散后尽快开展。

追踪应急响应者的健康和功能：由于应急响应工作中固有的潜在健康和安全风险，应在应急事件后追踪应急响应者的健康状况。追踪旨在识别可能与应急响应工作有关的不良健康或功能后果（如接触、疾病、伤害或残疾，包括情绪创伤），及早采取干预措施，最大限度地恢复功能，并阻止其余劳动者的进一步接触（即通过接触控制或医学治疗）。

经验教训和行动后评估：事件结束时，需要评估如何通过救援前、救援中和救援后等阶段进行应急响应，并尝试确认在每个阶段改进应急响应的方法。这通常在应急救援行动后以书面报告的形式完成。

方框 1-3　深水地平线漏油应急救援期间的 ERHMS 系统应用

关于在深水地平线应急响应期间使用 ERHMS 系统来管理美国墨西哥湾漏油事件的概述涵盖了以下内容[17]。

救援前阶段

- 截至 2010 年 10 月，造册和核实活动涵盖了 55 388 名具有不同工作经验的劳动者。
- 开始应急救援工作前，对应急救援者进行救援前的医学评估，评估他们的健康状况，并由医疗专业人员确认哪些易感者需要特别注意或采取限制其接触等措施。
- 向应急救援者提供培训，如下所示。
  - 对应急响应救援者进行 8 小时的操作培训。
  - 职业安全与健康管理局（OSHA）有害废弃物操作和应急响应（Hazardous Waste Operations and Emergency Response，Hazpower）或有害物质（Hazardous Materials，HAZMAT）技术人员的培训（24 小时）。
  - 40 小时的有害废弃物操作和应急响应（Hazpower）培训。

救援期间

- 每周收集和编制伤害和疾病数据。此外，每周梳理热点疾病病例的时间变化趋势。
- 对在岸和离岸活动都进行健康危害评估，如海滩清理、野生动植物康复、设备去污和废物流管理等。

救援后阶段

- 结合应急救援者自我报告和卫生保健人员收集的信息开展流程外评估和接触数据分析。
- 分析接触和健康数据，包括医学监测、医学监护、接触评估，以及救援前的基线和体检结果的分析。根据上述情况的分析结果，确定哪些劳动者需要健康追踪，并探索开展长期追踪的指标。

（翻译：刘　拓；审校：张　敏）

第 2 章

应急和疾病暴发过程中的职业安全与健康防护策略及工具

在应急和疾病暴发过程中，管理体系为其职业安全与健康风险管理提供了总体框架。在此框架下开展风险管理，已有若干策略、工具和设备用于预防和控制职业安全与健康方面的有害因素与风险。这些内容可根据具体的疫情或突发事件的实际情况进行调整。本章对控制措施优先秩序、事故指挥系统、感染的预防和控制进行概述。

2.1 《国际卫生条例》（2005）

《国际卫生条例》（IHR）[2] 是一项国际性法律文书，对 196 个国家具有约束力，包括WHO 所有成员国。IHR 旨在帮助国际社会预防和应对那些可能跨越国界和威胁全世界人民生命健康的突发公共卫生风险。

IHR 是在 2005 年的世界卫生大会上通过的，并于 2007 年 6 月 15 日正式生效。该条例要求每个缔约国向 WHO 通报特定疾病暴发和突发公共卫生事件（本国领土内发生的）。基于WHO 对全球性疾病的监测、预警和响应具有的独特经验，IHR 规定了缔约国报告公共卫生事件的权利和义务，同时确定 WHO 必须按照规定的程序维护全球公众健康安全。

除了疾病病原体之外，IHR 还涵盖了自然或非自然发生的，使人群和（或）大范围的地理区域受污染或有可能受污染的有毒、传染性或其他有害物质的播散。

IHR 还制定了港口、机场和地面口岸采取的具体措施，以防止或减少健康风险的国际传播，同时防止采取无依据的旅游和贸易限制措施，尽量减少对交通和贸易的干扰。

以下 IHR 建议和规定的目的是保护公共安全健康，同时也保护事故应急照护救援者。
- 关于人员、行李、货物、集装箱和运输工具的建议。
- 针对机场、港口和一般口岸的建议。
- 主管当局的作用。
- 监护和响应的核心能力要求。
- 评估和通报可能构成国际关注的突发公共卫生事件的决策文件。

下列是与事故应急救援者的健康和安全有关的公共卫生措施建议。
- 出入境卫生措施。
- 对交通工具和交通工具运营者的特别规定。
- 与旅行者入境有关的卫生措施。
- 海事健康申报单。
- 飞机总申报单的卫生部分。
- 船舶卫生证书。

2.2 疾病暴发和应急的事故指挥系统

　　事故指挥系统（ICS）是一个标准化的事故现场管理概念，是专门设计用于事故响应者的综合组织结构的系统，能满足任何单一事故或多个事故的复杂性和需求，并不受管辖范围的阻碍。

　　ICS 通过建立适当的控制幅度来实现通信整合和计划。ICS 将应急响应分为五个必不可少的可控部分：指挥、执行、策划、后勤、财务和行政（图 2-1）。

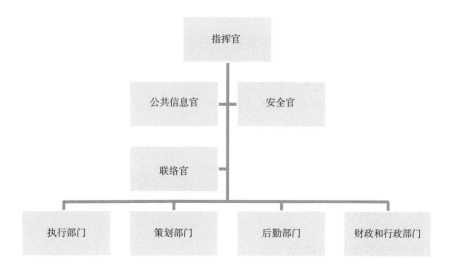

图 2-1　ICS 结构

图片来源：美国联邦应急管理局[18]

组织机构

　　最小的 ICS 应由以下成员组成，可根据需求再增加。

- 指挥人员由公共信息官、安全官和联络官组成。他们负责直接向事故指挥官报告。
- 组织结构图中所列的部门分别承担事故管理中的各项基本职能（执行、策划、后勤、财务和行政）。各部门在组织机构中位于下属机构和事故指挥者之间。
- 每一部门都可分为更小的组织单元，即下属机构、分部、小组、单位、专责小组、突击队，直至单项资源。单项资源是指单个设备及其人员配备，或已指定用于处理事故的人员或团队。
- ICS 的组织结构是根据有效应对事故所需采取的主要行动或需具有的功能来确定的。事故越复杂、越困难、造成的经济损失越大，就越需要组织管理。在 ICS 中，尤其是在重大事故中，事故指挥官管理的是组织而不是事故本身。

　　除了指挥职能外，ICS 其他职能和行动包括以下内容。

- 在 ICS 中授权成立独立的部门负责战术指挥和资源管理。
- 提供物流保障。
- 计划目前和今后的行动。
- 评估损失、工时记录和控制采购，支持事故响应。
- 迅速、有效地与媒体沟通，向事故管理团队、其他相关机构及公众提供信息服务。
- 保障各部门事故响应行动的环境安全。

- 确保能满足支持机构和合作机构的需要，并能有效调配这些机构。

角色与责任

- 从技术角度来说，事故指挥官既不是部门指挥也不是指挥部人员的组成之一。事故指挥官负责全面的事故管理，包括安全保障。
- 事故指挥官根据需要设置指挥人员岗位。这些岗位职能包括机构间联络、事故安全管理和公共信息。在总指挥功能中，指挥人员的岗位设置取决于关键活动，并无特别固定的岗位。按照事故指挥官的要求和任命，这些岗位可包括公共信息主任、安全官、联络官及其他。

安全官：安全或职业安全健康官的主要职责包括以下内容。

- 识别和控制危险或不安全的情形。
- 确保安全信息的通信畅通并提供简报。
- 行使紧急权力制止和预防不安全的活动。
- 从安全角度评估应急行动计划。
- 任命有资格的助手评估某些特殊有害因素。
- 在事故现场启动预调查。
- 评估与审批医疗计划。
- 参与制定应急救援会议的方案。

事故指挥系统框架下的组织措施

- 美国联邦紧急事务管理局（FEMA）下属紧急事务管理研究所列出了下列措施，作为ICS健康安全管理的组成部分[18]。

风险评估与管理

- 对应急救援者的保护必须遵循安全管理周期，负责保护应急救援者的专业人员在权衡应急救援者的应急救援是否始终充分有益时，必须考虑到应急救援者的职业安全与健康风险。
- 风险评估应遵循一般原则（通则），并包含应急救援者可能遇到的所有有害因素和风险。例如，灾难现场的风险评估应评估是否会出现多米诺骨牌效应（即当前事故是否会引起更多的破坏和危险）。当预测可能的风险时，应考虑所有已发生的事故和未发生事故风险。在此基础上，早期计划应预见到可能的应急救援的要求，并确定所必需的预防措施。
- 必须在应急救援者的职业安全和健康风险与应急救援行动可能取得的救援效果之间取得平衡。应急救援者也有责任合理地照顾自己和他人，并与用人单位合作；应急救援者应在用人单位的指挥和控制下，机智负责地采取应急救援行动。

为了有效地协调应急救援者的行动，专制型领导是最合适的，因为需要领导明确和迅速地做出指示，在此情况之下，这种方式运行有效。

因此，在灾害袭击前，必须确定应急组织/小组/劳动者能利用的设备、技术和人力资源、任务、作用及管理任务，并分配给组织/小组/人员，以尽量有效控制灾害。

工作组织

限制人员接触：将现场人数控制在最低需要。应将不再需要的人员及时撤离现场，及时减少现场应急救援者的职业有害因素接触。尽量减少将应急救援者和公众置于危险的方法是划定"保护性行动区（protective-action zones）"，保护性行动区的直径要根据距事故源的距离和事故所导致的职业危害强度而定。

工作 / 任务轮换：无论何时都尽量进行工作 / 任务轮换，以减少接触风险和过度紧张。

培训

- 必须为应急救援者提供各类职业健康安全知识，包括在职业活动中可能遇到的有害因素和风险，以及这些风险所造成的后果和可能采取的预防措施。培训应包括接触有害因素的生理反应，适当的洗消程序，正确的人工搬运，在极大的压力和紧张下工作的机能特异性，以及正确选择、使用、维护和保养个人防护用品（PPE）。
- 培训内容应根据不同情况场景的标准操作程序进行开发和制定。
- 培训对帮助应急救援者更好地应对工作中的暴力可能非常重要。急救医疗服务中劳动者、医务辅助人员和消防员在履职期间遭受暴力的风险高于其他劳动者。

接种疫苗

- 接种疫苗是一种有效的预防措施，如下情况应进行疫苗接种：可能接触乙型肝炎病毒、介水传染病（霍乱、伤寒、轮状病毒病），或接触其他可能出现在生物恐怖主义活动中的生物制剂，产生疾病（如肉毒杆菌中毒、土拉菌病和天花）。

PPE 的维护和储存

- 选择 PPE 必须考虑到应急的种类、现场存在的有害因素及分配给应急救援者队伍的特殊职责。
- 负责灾害控制的人员或有关的应急救援者小组必须负责选择额外的或替代的 PPE。在选择 PPE 时，其适合性、如何调整、与其他 PPE 联合使用、PPE 的特殊性能和效能都必须考虑在内。
- 对于灾害现场的风险评估和监测，往往仅通过目测评估其风险，因为难以开展更复杂和详细的监测。
- 必须选择正确的 PPE，现场必须能获及，劳动者必须熟悉 PPE 才能正确使用 PPE。
- 在恐怖袭击和枪支猖獗的情况下，应急救援者可能会成为活靶子，他们至少可以通过穿戴防弹和防刺的背心、安全鞋、头盔和防护服得到一定程度的保护。在危急情况下，也应考虑到医疗应急救援者使用防护服的可能性，因此救护车应常规配备防护服。
- 标准安全设备应包括可视度高的反射材料（设备，如锥形筒和标识；个人防护服，如背心和头盔），以及附加的警示标识和警示灯。这对以下条件下的抢险和救护人员的安全尤为重要：在交通事故中或在诸如使用起重机和挖掘机等重型机器，并且能见度低的灾难和事故现场，以及在夜间工作时。
- 化学检测设备、气体探测器、放射报警系统、消防系统，在相关情况下，可能需要使用安全车辆。
- 必须提供适当的防护服（保护皮肤、身体免受物理因素和危险物质的侵害）。例如，可以使用经杀虫剂处理的蚊帐，使用室内杀虫喷雾，使用乙醇擦手消毒来防止感染。要保证清洁和消毒的工作，使用 PPE 很重要，如使用手套并定期更换。

工效学设备

应尽可能考虑使用工效学设备减少劳动者的劳损和接触风险。事故应急中可使用适宜的工效学设备，包括以下内容。

- 使用移动设备运送患者或任何必要设备。
- 从高层建筑中救人时，使用电梯等设备。
- 在长途跋涉奔赴事故现场时，使用背包式而不是用手提袋式装运急救包。
- 为急救医护人员提供具有安全特征的注射器，预防针刺伤，减少感染风险，并配备锐器盒，提供特定的培训。

心理准备

对应急救援工作的心理准备有助于应急救援者应对他们工作中的情绪负担。

灾后心理援助

应急情况下应急救援或事后应急救援的社会援助，有机会与同事或心理学家进行谈话或冷静讨论，可以帮助应急救援者应对心理紧张。然而，在严重或持久出现心理健康问题症状时，如 PTSD，专业的帮助或许是非常必要的。

长期照护与健康监测

- 健康监测应与应急救援者的工作任务相适应，并应考虑到应急救援者可能接触不同的危险因素。
- 通过强制性的年度体检进行定期健康监测，以及在重大事件应急救援后进行健康检查，这有助于以下内容。
    - 评估应急救援者的身体状况（包括心肺测试）。
    - 及时发现接触有害因素可能导致的疾病和伤害。
    - 提供必要的早期治疗和康复，以保护劳动者免受更严重的健康问题。
    - 改善他们的康复前景。

2.3 卫生应急规划

为了能迅速有效地应对卫生突发事件，WHO 目前正在改革其应急规划。新规划[19]改进了 WHO 在应急反应中的职责，在原有的技术和标准制定作用上加强了行动能力。根据该方案，WHO 会帮助各国致力于开展预防、准备、响应和早期恢复的全周期风险管理（图2-2）。

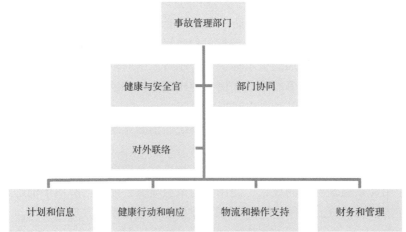

图 2-2　WHO 卫生应急规划管理结构（简化）
来源：WHO 更新的应急规划（2016. 10）[19]

组织结构

从总部、区域办事处到国家办事处，WHO 的卫生应急规划的组织机构都是相同的。这意味着应急项目（规划）是上下统一的，拥有一套人力资源、一套资金预算、一条问责线（责任共担）、一套工作程序/系统和一套评估基准。在所有 WHO 办公室，这种结构和预期结果都相同。

该项目由五个技术和业务部门组成，具体如下。

传染病管理部门：确保制定的战略和能力可优先控制高危传染病。

国家卫生应急准备状态与《国际卫生条例》（2005）：确保各国的能力建设能保证对所有有害因素进行应急风险管理。

卫生应急信息和风险评估：为所有重大健康隐患和事故提供及时、权威的情况分析、风险评估和响应检测。

应急行动：确保事故受灾人群获得必要的生命救援医疗服务。

应急核心服务：从财力和人力上确保 WHO 应急行动的迅速性和可持续性。

合作伙伴

卫生应急规划与协同部门共同保护突发卫生事件中人们的生命健康。在危机期间，WHO 与地方卫生部门和其他伙伴合作确定卫生需求最大的地区，并与合作伙伴共同努力，以确保这些领域能获及医疗物资和人员。

定期与合作伙伴进行网络合作，充分利用和协调上百个合作机构的专长。主要合作伙伴包括以下几个。

全球卫生部门集群：300 多个合作伙伴在 24 个受危机影响的国家采取过行动。

医疗急救队：WHO 将来自世界 25 个国家的 60 多个急救队进行分级，这些急救队可在应急情况下提供临床照护。

全球疫情警报和反应网络（GOARN）：自 2000 年以来，约有 2500 名卫生人员响应了 80 个国家的 130 多起突发公共卫生事件。

应急合作伙伴：2015 年，WHO 的后备合作伙伴向 18 个国家提供了 207 个月的人员支持。

机构间常设委员会（机构间常委会，IASC）：WHO 是机构间常委会的积极成员，该机构间协调是在紧急救济协调员的领导下针对复杂和重大应急情况提供人道主义援助的主要机制。

国家支持

WHO 突发卫生事件规划向国家提供下列服务。

- 支持评估国家突发卫生事件应急准备，并支持国家制定解决关键能力差距的计划。
- 制定预防和控制高危传染病危害的战略，并建设相关能力。
- 监测新发和正在发生中的公共卫生事件，以评估和交流公共健康风险，并提出行动建议。

此外，WHO 一直与各国和合作伙伴一起做如下方面的努力。

- 确保做好准备，减少高度脆弱国家的公共卫生风险。
- 向正发生突发事件国家的受影响人群提供挽救生命的卫生服务。

2.4　职业安全与健康控制措施

为控制各种有害因素造成的职业安全与健康风险，需要采取措施预防和控制职业性有害因素。在职业安全健康中，控制措施秩序是指选择控制措施的优先顺序，从效能最高的措施到效能最低的措施。其基本理念是首选消除职业性有害因素。如果无法消除职业性有害因素，应该首先从源头采取措施控制有害因素，其次是采取隔离措施，最后是采取群体和个体防护措施保护劳动者。因为每个层次的措施不同，所以必须对工作场所进行评价，确定有害因素及其控制措施（图 2-3）。

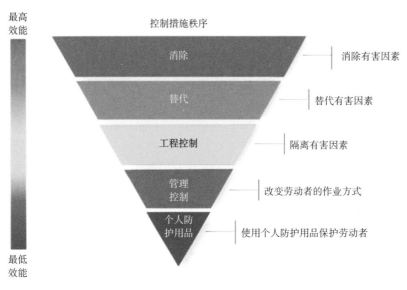

图 2-3　控制措施秩序

来源：美国国家职业安全卫生研究所秩序控制理论 [20]

源头控制措施：意味着消除有害因素，或者消除任何使劳动者处于风险之中的危险。这可包括使用分诊程序，避免把有高度传染性疾病的患者（如病毒性出血热患者）安置于一间普通病房而未安置于传染病治疗和看护中心。这类中心通常会选择杀死或灭活病毒后再进行实验室样品检测，存储患者的排泄物直到病毒死亡，通过焚烧或高压灭菌法销毁污染废物，并选择危害最小的替代方法（如口服替代静脉注射补液疗法，用针刺检验替代抽血采样）。

传播途径控制措施：是指用工程控制和管理控制措施将危险源和医护人员隔离。例如，使用安全性工程设备比训练个人安全使用注射器能更有效地防止针刺伤和接触血源性病原体。高传染性疾病（如埃博拉病毒病和其他病毒性出血热）的工程控制措施有实验室配备层流柜、负压病房和用于临床护理的密闭（气泡）床，以及减少针刺伤风险的无针静脉系统。此外，还需要安全的水和卫生服务，确保有足够水供应的卫生措施，并妥善处置排泄物。

管理控制措施：旨在避免危险行为，包括培训劳动者安全操作的工作方法，制定标准操作政策和程序以达到更安全的医疗操作规程，管制高风险工作场所的进入。如应对埃博拉病毒病和其他病毒性出血热等高传染性疾病的传播管理措施包括以下培训：相关政策和操作规程的培训、穿戴和脱掉个人防护用品的培训、检疫和隔离程序的培训。分诊是对病例进行分类的过程。在如霍乱、埃博拉病毒病的专科治疗机构里，分诊是防止感染在患者和医护人员之间传播的一项关键管理控制。另一种方式是对有感染风险的劳动者进行医学监测，以便在这种疾病的早期容易治疗阶段（如监测劳动者是否发热或出现其他传染病的早期症状）发现职业有害因素对健康是否造成不利影响。

个人的保护控制措施：是控制优先秩序中效能最低的措施。它包括使用个人防护用品，如防渗透的隔离服或全身工作服（如果长袍不防渗透，应穿一条防渗透的围裙）、双层手套、呼吸器、覆盖脖子和颜面的面罩、护眼（护目镜或面罩）和带鞋套的鞋子或闭合鞋。此外，还需要对个人防护用品的穿戴、拆卸、贮存和保养进行适宜的培训，以确保尽量达到个人防护用品的最高防护水平。一般而言，应穿戴上述推荐的个人防护用品，但应针对特定任务进行风险评估，为其选择最合适的个人防护用品。应对劳动者进行职业健康检查，评估其是否有该职业性有害因素的职业禁忌证。在西非疾病暴发应急中，现场很难有机会获得高质量医疗服务。因此，在对受疾病影响的国家安排应急救援者时，必须进行医疗检查，以确保其适合工作，避免因已有的疾患而发生任何并发症。

无论如何，在高感染性病原体暴发期间，使用个人防护用品及其他管理控制措施是保护医护人员健康和安全最直接的措施之一。

2.5   预防和控制传染病的策略

预防和控制传染病的策略（IPC）也涉及控制优先秩序。管理控制是预防传染病策略中最重要的组成部分，包括采用和促进传染病预防控制措施和安全的患者护理措施。环境和工程控制措施有助于减少由于健康照护而导致的一些病原体的传播，但安全的医疗操作行为是关键。控制优先秩序中的最后一道防线是个人防护用品。

管理控制措施：提供政策和标准操作程序，防止接触传染源并传播到易感人群。其中包括设置 IPC 和疾病暴发管理的组织支持；应急救援服务的组织；合理使用现有物质供应并加强 IPC 基础设施的政策；对医护人员的教育；床旁照护的风险评估；早期发现的患者分诊；患者的安置和报告；患者流动；分区；配置专职人员；限制进入隔离室的人员数；限制访客进入；环境清洁程序；布草和废物的管理；以及减少静脉注射程序。

工程和环境控制措施：包括为分诊患者提供带独立卫生间的隔离室；物理屏障；通风系统；安装使用点锐器盒；洗手设施及能满足功能需求和方便可及的速干手消毒剂；数量适宜的洗手间；安全注射器设备；以及安全饮用水和卫生服务，包括污水和医疗废物的异地处理和处置。

2.5.1   标准防范

标准防范就是指减少已确认源和未确认源的血源性病原体和其他病原体的传播风险。它们是最基本的感染预防控制措施，作为最低要求，对所有患者进行护理时都应采取标准防范[21]。

手卫生是标准防范措施的主要组成部分，是预防医护人员携带、传播病原体的最有效方法之一。除了手卫生之外，还应根据风险评估和可能接触血液、体液或病原体情况指导救援者正确使用个人防护用品。

"手卫生的 5 个时刻"是 WHO 制定的明确医护工作者应该进行手卫生的几个关键时刻的方法（图 2-4）。临床护理中需要进行手卫生的情况如下所示。

1. 接触患者前：防止该患者被感染，在某些情况下，防止由提供照护的医护人员手上携带的有害病菌对患者所造成外源性感染。

- 当接近患者时，触摸患者前应清洁双手。

2. 清洁／无菌操作前：保护患者免受有害病菌感染，防止包括患者自身携带的病菌进入其身体。

- 在接触有感染风险的部位（如黏膜、破损皮肤或者侵入性医疗设备）之前必须立即清洗手部。

3. 接触患者体液风险后：保护提供照护的医护人员免受有害病菌的侵袭或感染，并保护该医疗照护环境，防止病菌扩散。

- 一旦可能接触到体液就立即清洁手（在脱掉手套后）。

4. 接触患者后：保护提供照护的医护人员免受有害病菌的侵袭或感染，并保护该医疗照护环境，防止病菌扩散。

- 在接触患者后，离开患者时请马上清洁手。

5. 接触患者周围环境后：保护提供照护的医护人员免受可能存在于患者环境表面或物体上的病菌的侵染，并保护该医疗照护环境，防止病菌扩散。

- 当离开患者周围的环境时，若未触摸患者但触摸了任何用品或家具，也请做手卫生。

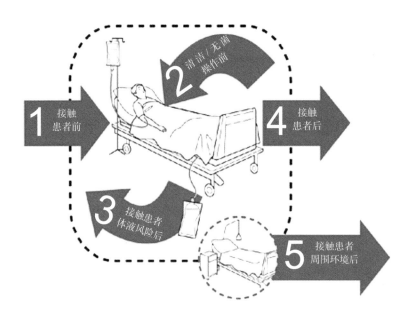

图 2-4 "手卫生的 5 个时刻"示意图

来源：WHO[21]

技术小结

- 洗手（40 ~ 60 秒）：打湿手、涂肥皂；搓整个手部皮肤；冲净双手并用毛巾擦干；用毛巾关掉水龙头。
- 擦手（20 ~ 30 秒）：涂抹足够的干式洗手液覆盖整个手部皮肤；搓干双手。

手卫生和医用手套的使用

- 使用手套不能替代必需的手卫生。
- 无论是否使用手套，必要时都应执行手卫生。
- 当戴手套期间出现手卫生的指征时，应摘除手套，执行手卫生。
- 在每个操作结束后丢弃用过的手套，并清洗双手（手套可能携带细菌）。

- 根据标准防范和接触防范措施，有指征时才需要戴手套；否则戴手套将成为细菌传播的主要风险。

使用优先控制秩序措施预防针刺伤和其他血源性病原体接触

正如关于注射和相关操作的最佳做法[22]中所建议的，医护工作者预防针刺伤和其他血源性病原体接触的优先控制秩序的控制措施如下，按照效能高低顺序排列（最有效的列在前）。

消除有害因素：在工作区彻底消除有害因素是控制危害最有效的途径。应当在任何可能的时候都使用这种方法。例如，如有可能，不使用锐器或针头（如用射流泵代替针头和注射器，或使用无针的静脉内置系统），避免任何不必要的注射，避免使用不必要的利器，如布巾钳。

工程控制措施：用工程措施隔离或消除工作场所的有害因素。例如，锐器盒，如可能，医疗操作过程应全过程使用锐器保护装置（使用后针头可立即缩回、套入鞘内或变钝）。

管理控制措施：这些政策能够降低职业接触，如标准操作规程（SOP）。具体措施包括合理的资源分配是对医护人员安全保障的承诺；成立针刺伤预防委员会；制定职业接触控制计划；清除所有不安全的设备；并对安全设备的使用进行持续的培训。

操作控制措施：包括改变医护人员医疗操作行为，减少职业接触。例如，切勿回套针帽；将锐器盒置于醒目处和手臂可及处；当锐器盒装满体积的 3/4 时，密封后废弃处置；在开始医疗操作程序前，先建立安全操作程序和锐器处理方法。

个人防护用品

使用个人防护设备与消除有害因素、工程控制、管理控制和操作控制措施同等重要。它是控制措施优先秩序的第五层。正确使用和处置个人防护用品对于减少职业接触至关重要。政策和程序文件应该详细说明每种医疗操作的个人防护用品选择、个人防护用品放置的位置，并培训如何穿戴个人防护用品，包括穿戴、去污、移除个人防护用品等。此外，培训应强调使用伙伴系统或伙伴合作来帮助和检查穿戴、使用和移除个人防护用品，这有助于成功使用个人防护用品。

选择个人防护用品：选择防护用品要求考虑的要素包括供应情况、尺寸、适合性、保护水平、舒适性、设计和使用经验。例如，手套的选择要根据职业接触的类型作出选择。非乳胶手套用于保护接触感染性疾病者，而防化手套用于保护接触化学物质者。其他正确使用PPE需考虑的关键要素包括提供不同尺寸的PPE，以及产品的良好适合性和舒适性。

手套

必须按照标准防范和接触防范使用手套。

- 无论是否有戴手套的指征，必要时都应进行手卫生。
- 使用无菌手套的指征：当侵入性操作接触到患者的黏膜或血液时，如外科手术、阴道分娩、放射介入手术、侵入性心血管手术、全肠外营养和化学治疗剂。
- 使用检查手套的指征：当有可能接触患者的血液、体液、分泌物、排泄物和明显被体液污染的物品时。
  - 直接接触人体的风险情况包括直接接触患者的血液、黏膜和破损皮肤，以及可能存在高度传染性和危险的生物体；传染病或应急情况；静脉注射和取出；抽血；断开静脉输血管；骨盆和阴道检查；非封闭系统气管插管的抽吸。
  - 有间接接触患者风险的情况包括倾倒呕吐盆、清洗器具、处置废物和清洗体液渗出物。

- 除直接接触防范措施外，在不可能接触血液、体液或受污染环境的情况下，不得使用手套。
- 直接接触人体的风险包括测量血压、体温和脉搏；进行皮下和肌内注射；为患者洗澡和穿衣；搬运患者；护理眼睛和耳朵（无分泌物）；任何无血液渗出的血管操作。
  - 有间接接触患者风险的情况包括使用电话；在患者病历上书写；给予口服药物；分发或收集患者的膳食托盘；更换患者的床上用品；放置无创通气设备和氧套管；以及搬动患者的家具。

面部保护（眼睛、鼻子和口）

为避免操作过程中被血液、体液、分泌物和排泄物溅到或喷射到面部和身体，应戴上外科手术口罩和护眼装置（架式眼镜、护目镜）或面罩，保护眼睛、鼻子和口腔的黏膜。还可穿上鞋（靴套）、兜帽和围裙。

隔离衣和防护服

在有可能发生血液、体液、分泌物或排泄物飞溅或喷溅的操作时，应穿隔离衣和防护服保护皮肤和防止衣服被污染。应尽快脱去被污染的隔离衣和防护服，并进行手卫生。

呼吸器

呼吸器保护劳动者免受空气有害因素传播的危险。

- 呼吸器分为两类：空气净化和空气供应。呼吸器也可分为密合型和开放型。当有吸入危险时，应使用N95或防护系数较高的呼吸器。密合型呼吸器覆盖在使用者面部和（或）颈部，两者之间是密封的。
- 如果呼吸器的密封泄漏，受污染的空气就会被吸入面罩。因此，任何影响呼吸器密封性能的东西（如面部胡须、耳环、头巾、假发和面部穿孔）都是不被容许的。开放型呼吸器不依赖于与面部的紧密密封提供保护，因此它们不需要进行适合性检验。
- 劳动者必须经过医学筛查，并对所使用呼吸器的具体型号、款式和尺寸进行适合性检验。适合性检验是为了确保呼吸器的面罩与脸部相符。呼吸器在首次使用前必须经过适合性检验。此后至少每12个月进行一次复检以确保呼吸器的适合性。此外，如果使用者的面部特征因手术或体重增加而发生变化，就需要重新进行适合性检验。
- 每次佩戴呼吸器时，使用者都要进行佩戴气密性检查。通过检查确定呼吸器是否正确佩戴在面部或是否需要重新调整。
- 口罩或外科口罩不是呼吸器，不能保护使用者免受经空气传播病原体的危害。

穿脱个人防护用品

为了有效地使用个人防护用品来保护医护人员，必须遵循穿戴和脱除设备的标准程序（图 2-5）。

穿戴个人防护用品

隔离服

- 从颈部到膝盖，手臂到手腕末端，并环绕背部，完全覆盖身体躯干。
- 系紧脖子和腰部。用管状胶带固定。

口罩或呼吸器

- 在头部中间和颈部系上安全扣或松紧带。
- 调整松紧带弹性以适合鼻梁。
- 紧贴面部并覆盖至下颌。

1 当处置可疑或确诊的病毒性出血热患者时需按要求穿戴好个人防护用品

2 穿、脱个人防护用品的过程需在同队受过培训的人员监督之下进行

3 事先将所有个人防护用品准备齐全。在更衣间内穿上洗手服

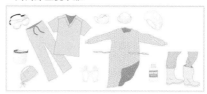

4 穿上胶靴。如没有胶靴，应确保鞋子密闭、防渗透防扎，并套上鞋套

5 在洗手服外面穿上防渗罩袍

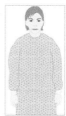

6 戴上面部防护装置
6a 戴上医用口罩

6b 戴上护目镜或面罩

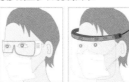

7 如可能，同时戴上头套

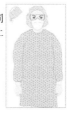

8 进行手卫生

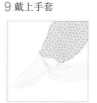

9 戴上手套

10 如果罩袍不防渗，可在外面加穿防渗透围裙

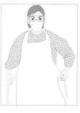

图 2-5　穿戴个人防护用品的步骤

使用个人防护用品时应注意：①避免触碰和调整个人防护用品；②当手套撕裂或损坏时应及时更换；③接触不同患者前应更换手套；④戴新手套前进行手卫生

戴双层手套的情形：重体力作业（如转移患者或搬运遗体），或有可能接触到血液和体液的情况。环境清洁和垃圾管理时戴重型或橡胶手套

来源：WHO[13]

- 呼吸器适合性检查。

护目镜或防护面罩

- 佩戴在面部和眼部前方，并调节舒适度。

手套

- 手套拉伸覆盖到隔离衣的衣袖。

脱除个人防护用品

手套

- 手套外面已被污染。
- 戴手套的一只手抓住手套的外部，扯掉手套。
- 戴手套的手握住脱下来的手套。
- 脱掉手套的手指从腕部伸进手套内。
- 脱掉第二只手套。
- 将手套扔进废物容器。

护目镜或防护面罩

- 护目镜或面罩的外部是污染的。
- 从系带处或镜架处移去。
- 放在指定的容器内再处理或扔进废物容器内。

隔离服

- 隔离衣的前面和袖子都是被污染的。
- 解开系带。
- 从颈部和肩部拉开隔离衣，只触碰隔离衣内侧。
- 将隔离衣内侧翻到外面。
- 折叠或卷成团丢进废物袋或布草袋里。

口罩或呼吸器

- 口罩或呼吸器的正面是污染的，切勿接触！
- 抓住底端、解开系带或拉开松紧带，然后取下。
- 丢入废物容器。

额外（基于传播途径）防范

额外（基于传播途径）防范措施是在标准防范的基础上采取的措施。《医疗卫生机构感染控制的实用指南》[23]中阐述了额外防范措施包括空气传播防范、飞沫防范和接触防范。

空气防范

空气防范的目的是减少经空气传播的疾病。当分布在空气中的飞沫核（蒸发的飞沫）直径小于 5 微米时，会在空气中传播。这些飞沫核可在空气中悬浮一段时间。飞沫在空气悬浮的过程中干燥后形成 1 ~ 5 微米的颗粒。这些颗粒（特别是与粉尘颗粒结合后）可以在空气中悬浮很长一段时间。

通过空气传播的疾病包括开放性 / 活动性肺结核（TB）、麻疹、水痘、肺鼠疫和并发肺炎的出血热。

需要采取以下隔离防范措施。

- 实施标准防范。
- 把患者安置在一间有气压监控装置的隔离病房（通常被称为"负压病房"）。
- 空气应排放到户外，或者经特殊过滤后再循环至医疗机构的其他区域。
- 保持房门关闭。
- 任何人进入房间必须佩戴专用的、颗粒物过滤效率高的呼吸口罩（如 N95 ）。
- 除了非常必要的原因，限制患者走出隔离病房或把患者搬运出隔离病房。
- 必须搬运出隔离房间时，必须给患者戴外科口罩以最大限度地减少飞沫核的散播。
- 有工程服务，以确保隔离病房里气流持续为负压。

飞沫防范

通过飞沫传播的疾病有肺炎、百日咳、白喉、乙型流感、流行性腮腺炎和脑膜炎。感染者通常在咳嗽、喷嚏、说话或医护人员对其进行气管吸痰等操作时产生飞沫。当易感者的鼻口黏膜或结膜与大颗粒飞沫（＞5 微米）充分接触时，就发生飞沫传播。

需要采取以下隔离防范措施。

- 实施标准防范。
- 把患者单独安置于一间隔离病房（或与其他症状相同的患者安排在同一间病房）。

- 在距离患者 1 ~ 2 米的范围内工作时，应戴上外科口罩。
- 当搬运患者时，给患者佩戴外科口罩。
- 一般不需要采取特别的空气或通风控制来防止感染性飞沫传播。

接触防范

常见的经接触传播疾病的途径有多重耐药菌感染、肠道感染及皮肤感染等。
需要采取以下防范措施。

- 实施标准防范。
- 把患者单独安置于一间隔离病房（或与其他症状相同的患者安排在同一间病房）。
- 应结合疾病的流行病学特征和患者数量考虑如何安置患者。
- 进入病房时，应戴干净、无菌手套。
- 如果需要接触患者、患者周围、环境表面或其他物品时，应穿洁净、无菌的隔离服进入病房。
- 限制患者走出或把患者搬运出隔离病房。必须搬运出隔离病房时，必须采取防范措施避免传播的风险。

环境卫生

- 日常清洁非常重要，确保医院环境干净无尘。许多微生物通常存在于可见的污物中，日常清洁有助于清除这些污物。
- 患者没有接触的行政和办公区域，需要进行日常的室内打扫。
- 大多数患者护理区域需要用湿拖布打扫。
- 不建议干扫。使用中性洗涤剂可以提高清洗质量。热水（80℃）也是一个有用、有效的环境清洁剂。
- 除非查找到暴发的潜在源头，一般不建议使用环境细菌学检测。
- 任何有明显血液或体液污染的区域，应立即用水和洗涤剂清洗。
- 隔离病房和其他已知有患传染性疾病患者的区域，应使用洗涤剂或消毒剂溶液清洗，每天至少一次。
- 所有水平表面和所有卫生间区域应该每天打扫。

洗涤

布草：布草管理基本原则如下所示。

- 在所有旧物产生点，将用过的布草放置在正确的袋子里。
- 将被身体物质或其他液体污染的布草放入适合的、不透水的袋子里，并安全地系扎袋子以避免任何血液、体液、分泌物和排泄物泄漏或滴出。
- 不要在患者照护区冲洗布草或进行分拣（应在适当的区域分拣布草）。
- 处置所有布草时，都要最小限度地搅动空气，避免形成病原微生物气溶胶。
- 干净和污染的布草应分开储存和运输。
- 用热水（70 ~ 80℃）和洗涤剂洗涤布草（床单、棉毯子），冲洗后最好用烘干机烘干，或在阳光下晒干（建议医院洗涤选用强力洗衣机或烘干机）。
- 供给手术室的布草需要高压蒸汽灭菌。
- 羊毛毯用温水洗涤、阳光晒干，烘干机低温烘干或干洗。

寝具

- 用塑料覆盖的床垫和枕头用中性洗涤剂擦拭。
- 没有塑料覆盖的床垫，如果被体液污染，应用蒸汽清洗。如果无法做到这点，应手工清洗去除污染物，以确保足以保护人员和环境。
- 可以用上述标准洗涤程序清洗枕头，如果被体液污染则干洗。

仪器设备的清洁

仪器设备的有效清洁有以下措施。

- 仪器、设备使用后立即清洁，以去除所有的有机物质、化学物质。
- 消毒（通过加热，或使用水，或化学消毒剂）。
- 灭菌。

患者护理设备

- 应处理被血液、体液、分泌物、排泄物等污染的设备，防止接触皮肤和黏膜，污染衣服后，将病原体传播到其他患者或环境。
- 可重复使用的设备，应在清洁、消毒和正确处理后，再用于下一患者。

使用过的个人防护设备

WHO 的《医疗卫生机构感染控制的实用指南》[23] 中阐述了使用过的个人防护设备管理措施（表 2-1）。

表 2-1　使用过的个人防护设备管理

设备名称	标准防范	备注
N95 或标准外科口罩：使用后必须丢弃	—	根据《医疗卫生机构感染控制的实用指南》弃置在规定的医疗废物袋里
HEPA（P100）高效过滤网口罩：使用后只丢弃过滤器	从口罩下拆除过滤器并丢弃　用清水和洗涤剂清洁口罩、干燥后用 70% 乙醇消毒，然后再使用	根据《医疗卫生机构感染控制的实用指南》将过滤器弃置在规定的医疗废物袋里
护目器、护目镜、面罩：建议使用一次性物品	如果可重复利用，用洗涤剂和清水清洗，干燥，用 70% 乙醇消毒或浸泡在 1% 次氯酸盐溶液中 20 分钟，再冲洗和干燥	如果是一次性物品，根据《医疗卫生机构感染控制的实用指南》弃置在规定的医疗废物袋里
隔离服：建议使用一次性隔离服	如果可重复利用：根据《医疗卫生机构感染控制的实用指南》中污染布草的清洗方法，如可能，用热水（70～80℃）洗涤，或在含 0.5% 漂白粉的清水中浸泡 30 分钟。再用洗涤剂和水清洗，以除去漂白剂	如果是一次性物品，根据《医疗卫生机构感染控制的实用指南》弃置在规定的医疗废物袋里；如果是可重复利用，用干衣机干燥或在阳光下晒干
围裙：建议使用一次性围裙	如果可重复利用：用清水和洗涤剂清洗，干燥后用 70% 乙醇消毒	如果是一次性物品，根据《医疗卫生机构感染控制的实用指南》弃置在规定的医疗废物袋里
帽子和鞋套：只能使用一次性的	如果可重复利用：根据《医疗卫生机构感染控制的实用指南》中污染布草清洗方法，如可能用热水（70～80℃）洗涤，或在含 0.5% 漂白粉的清水中浸泡 30 分钟。再用洗涤剂和水清洗，以除去漂白剂	如果是一次性物品，根据《医疗卫生机构感染控制的实用指南》弃置在规定的医疗废物袋里；如果是可重复利用，用干衣机干燥或在阳光下晒干
手套：只能使用一次性的	—	根据《医疗卫生机构感染控制的实用指南》弃置在规定的医疗废物袋里
可重复使用靴子	用清水和漂白剂清洗、干燥后用 70% 乙醇消毒	—

医疗废物管理

医疗废物是病原微生物的潜在场所，需要适当、安全和可靠的处理。主要感染风险是带血的锐器。应该有一人或多人负责组织和管理医疗废物的收集、交接、贮存及处置。废物管理应与感染控制小组协调开展此项工作。

在WHO《医疗废物安全管理指南》[24]中列出了如下医疗废物管理的步骤。

- 产生。
- 分检/分离。
- 集合。
- 运输。
- 处理。

医疗废物管理原则

安全管理医疗废物，应根据管理需求、处理、处置废弃物的现有能力，制定一套系统的处理方法。关键要素包括医院管理人员采取的以下行为措施。

- 根据对目前现状评估制定废物管理计划，以尽量减少废物产生量。
- 临床（感染性）废物和非临床废物容器分开。
- 用专车运输废物。
- 在指定的地区存储废物，并限制人员出入。
- 用锐器盒收集和储存锐器。锐器盒应由塑料或金属制成，并有可关闭的盖子。锐器盒上应贴有相应的标签或标识，如用生物危害标识表示临床（传染性）废物。
- 贮存区有生物危害标识。
- 确保推车专用于运输隔离废物收集，不能用于任何其他用途，定期清洗。
- 建立废物处置前贮存场所，或在转运到医疗废物处置场所前有固定的医疗废物贮存场所。
- 必须按照国家法规和指南处置有害的和临床/感染性废物，这可能包括将感染性废物运输到废物处置中心集中处置或现场处理传染性废物。

2.5.2 在医疗机构中预防职业性呼吸道感染

为防止所有通过飞沫传播的呼吸道感染（包括流感、脑膜炎球菌性脑膜炎）在医疗机构内的传播，应在与处于潜伏期感染者接触的第一时间采取以下感染控制措施。这些措施应作为标准防范措施的内容纳入感染控制实践。

1. 视觉警示

应在门诊部（如急诊科、医务室、门诊部）的入口设置视觉警示（展板或视频），指导患者及陪同人员（如家人、朋友）在首次挂号时告知医护人员是否有呼吸道感染症状，并实行呼吸道卫生和咳嗽礼仪。

为防止通过咳嗽传播感染，必须采取以下防范措施。

- 避免密切接触患者。
- 生病时待在家里。
- 咳嗽或打喷嚏时，用一张纸巾捂住口和鼻。
- 经常用肥皂和温水洗手60秒。如果没有肥皂和水，用含乙醇的手搓消毒剂。
- 避免接触眼睛、鼻或口。
- 养成其他良好的卫生习惯。在家、单位或学校时，对经常接触的物体表面进行清洗和消毒，特别是有人生病时。保持充足睡眠、多运动、放松心情、多喝水、营养均衡。

2. 呼吸道卫生和咳嗽礼仪

建议所有有呼吸道感染体征和症状的人采取下列措施，以控制呼吸道分泌物传播。

- 咳嗽或打喷嚏时，用一张纸巾捂住口和鼻。
- 使用过的纸巾就近丢弃在废物容器里。
- 如果没有纸巾，咳嗽或打喷嚏时，应用衣袖而不是手遮盖口和鼻。
- 接触呼吸道分泌物和污染对象／材料后，进行手卫生（如用清水和非抗菌肥皂洗手，用含乙醇的搓手液或消毒液洗手）。

医疗卫生机构应确保在患者和访客等候区提供有关呼吸道卫生或咳嗽礼仪的资料。

- 提供纸巾和非接触式废弃纸巾收纳桶。
- 提供便利的含乙醇的手搓消毒剂；在有洗手池的地方始终提供可用的洗手用品（如肥皂、一次性毛巾）。

3. 给有呼吸道症状的人戴口罩并防范

在社区呼吸道感染增加期间（如工作场所或主诉有呼吸道疾病的人士到诊所就诊次数增加），应向咳嗽人士提供口罩。普通医用口罩（如带耳襻）或外科口罩（如带系带）可用于阻挡呼吸道分泌物（不需要类似 N95 级别或以上的口罩）。在空间和椅子足够的地方，鼓励正在咳嗽的人员在公共等候区与他人保持至少 3 英尺（1 英尺 =30.48 厘米）的距离。一些机构可能会发现，从物流管理看，全年都落实此建议更易操作。

4. 飞沫防范

建议医护人员在检查有呼吸道感染症状的患者时，特别是发热患者，除了采取标准防范外，还要遵守飞沫防范（即在密切接触时佩戴外科口罩）。应一直持续落实这些防范措施，直至确诊引起该症状的病原体不具感染性、无须再采取这些防范措施为止。

（翻译：李　祈；审校：张　敏）

第 3 章

应急情况下常见的安全与健康风险

迄今为止，由于强感染性和高病死率，病原微生物所致的感染依然是参与疫情暴发应对和准备者需面对的主要职业健康问题。然而，在热带和亚热带气候条件下，应急救援者也有接触其他常见地方病患的风险，如疟疾、伤寒、霍乱、甲型肝炎和乙型肝炎、人类免疫缺陷病毒/艾滋病、结核病、水和食源性感染及其他传染病。

除了病原体高传染性之外，其他有害因素也能危及应急救援者和医护人员的健康。地方病、精神社会压力、疲劳和暴力尤其能够降低健康保健和应急救援者的工作能力，并妨碍感染预防与控制措施的实施效果。由于当地（感染地区）典型气候条件及穿戴沉重的个人防护用品中工作所致的热负荷能够导致疾病，并能严重限制工作能力、降低生产率。不良工效学方面的问题，如人工搬运重物（搬运患者和重物）的笨拙姿势都能导致急性肌肉骨骼损伤，降低工作能力，降低严格遵守标准操作规程完成工作的能力，进而增加缺勤率。

来自世界各地的短期外籍劳动者和志愿者构成了应急响应者的重要组成部分。他们的医疗、安全和保障、住宿、与当地劳动者和社区的关系及对受灾国家气候和社会文化背景的融入也具有挑战性。这需要采用全面的、多学科方法来保护疫情和应急响应者的健康、安全和福利，包括职业安全与卫生、感染预防控制、应急响应、物流和社会福利等措施。本章主要呈现常见的安全与健康有害因素及其相应的预防和控制措施的信息，在各类疫情和应急情况中都会产生不同程度的有害因素。

3.1 病媒传播疾病

受传染性强的病原体 [如霍乱、黄热病和病毒性出血热（如埃博拉病毒病或马尔堡病毒病）] 影响的国家也经常流行疟疾、登革热和其他病媒传播疾病。疟疾会引起发热并具有类似于早期病毒性出血热（如 EVD）的临床表征，这可能导致在将患者分配给专门治疗机构时的错分和隔离。对疟疾进行化学预防，并特别注意日夜防蚊和其他病媒叮咬的个人保护，这对预防病媒传播疾病非常重要。

在病媒传播疾病如疟疾等高流行受灾地区，应急救援应采取以下防范措施。

- 穿长袖衣服。
- 日夜使用驱蚊剂。
- 在浸有杀虫剂的蚊帐里睡觉。
- 根据医疗专业人员的建议，在应急救援之前、期间和之后，采取化学方法预防疟疾。
- 注意风险、潜伏期、延迟发病的可能性和主要症状（发热加流感样症状、腹泻）。
- 如去过疟疾流行风险区，并且在离开风险区后 3 个月内（或在罕见的情况下，3 个月后）

发热超过一周时间，请立即寻求诊断和治疗。
- 根据医疗专业人员的建议，携带备用疟疾治疗药物。

3.2 水源性和食源性疾病

人员不得不在偏远地区和难以获得安全食物和水的困难条件下工作时，在停留期间他们可能会饮用当地水源及烹饪当地食品。在其饮用水质量指南中[25]，WHO 建议旅行者采取以下措施预防来自于不安全水的危害和风险。
- 如无法确保水质，请务必避免食用或使用不安全的水（即使仅用于刷牙）。
- 避免饮用未经高温消毒的果汁和食用未经处理的水制成的冰。
- 避免使用可能已用不安全水清洗或制备的沙拉或其他未经烹煮的食物。
- 饮用经过氯或碘煮沸、过滤和（或）处理过的并存放在干净容器中的水。
- 只食用符合饮用水质量的冰。
- 饮用确认安全的瓶装水，使用密封的防伪容器承装的碳酸瓶装饮料（水和苏打水）、巴氏杀菌/罐装的果汁和巴氏杀菌牛奶。
- 饮用开水制成的并存放在干净容器中的咖啡和茶。

食品安全

在其食品安全指南中[26]，WHO 规定了"食品安全的五个关键"，覆盖了为保持食品的质量和安全所需的食品准备和服务相关的食品安全领域。

食物准备区域保持清洁：虽然大多数微生物不致病，但在土壤、水、动物和人类中广泛存在有害微生物。这些微生物附着于手、擦拭布和器具（特别是砧板）之上，哪怕是最轻微的直接接触都可以将它们转移到食物中，并引起食源性疾病。因此，必须在厨房和储存区域实施手卫生、环境卫生和害虫控制。

生熟食品分开：生食（尤其是肉类、家禽、海鲜及果汁）可能含有危险的微生物，这些微生物可能在食品制备和储存过程中转移到其他食品上。为防止这种情况发生，应将生肉、家禽、海鲜与其他食品分开，并应使用单独的设备和器具（如刀具和砧板）。食物应储存在容器中，以避免原料和预制食品接触。

彻底烹饪食物：适当的烹饪可以杀死几乎所有危险的微生物。研究表明，将食物烹饪到 70℃ 可以帮助确保食物的食用安全。包括肉末、滚烤肉、大块肉和所有家禽在内的食物需要引起特别注意。因此，食物（特别是肉类、家禽、鸡蛋和海鲜）需要彻底煮熟。当熟食需要重新加热时，同样需要彻底加热。加热汤类和炖菜等食物时，应将其煮沸以确保达到 70℃；对于肉类和家禽而言，应确保肉汁清澈，而非呈现粉红色。

将食物保持在安全温度：如果在室温下储存食物，微生物可很快繁殖。将食物保持在低于 5℃ 或高于 60℃ 的温度，微生物的生长就能够减缓或停止。烹饪好的食物不宜在室温下保存 2 小时以上。所有煮熟和易腐烂的食物最好应置于低于 5℃ 的环境下冷藏。即使冰箱里的食物也不宜长时间存放，冷冻食品应在室温下解冻，然后再烹饪。煮熟的食物应保持滚烫，食用前温度最好在 60℃ 以上。

使用安全的水和原材料：包括水和冰在内的原材料可能会被危险的微生物和化学物质污染。有毒化学物质可能会在受损和发霉的食物中形成。仔细挑拣原材料及清洗和剥皮等简单措施可以降低这类风险。使用安全的水十分重要，应通过煮沸或使用氯片或其溶液处理使水

安全。应选择新鲜和有益健康的食物，应使用巴氏法消毒牛奶；水果和蔬菜，尤其是生吃的水果和蔬菜，必须彻底清洗干净。包装食品不应超过其保质期[26]。

3.3 疫苗可预防疾病

针对疫苗可预防的地方病进行免疫接种是保护医务人员和应急救援者免受高度传染性疾病影响的最有价值的保护措施之一。在地方病流行率高的地区应急救援的劳动者应该及时了解应急救援地区所需的疫苗接种情况。

WHO在其网站上总结了针对各种疫苗可预防疾病的卫生保健工作者的免疫接种指南[27]。

例如，对于在西非埃博拉病毒病应对中的应急救援者，建议在应急救援前应接种针对以下疾病的疫苗[28]。

- 黄热病疫苗（强制性接种）。
- 白喉 – 破伤风（接种时间在5年内为佳）、脊髓灰质炎、百日咳疫苗。
- 伤寒疫苗。
- 甲型肝炎和乙型肝炎疫苗。
- ACYW 135群脑膜炎疫苗（如果疫情暴发持续发生则强制要求接种）。
- 麻疹（如1963年后出生且没有该疾病病史），或两剂麻疹 – 腮腺炎 – 风疹联合疫苗。
- 狂犬病疫苗。
- 霍乱疫苗（根据风险评估，在有限条件下推荐接种）。

3.4 热应激

在极热环境中或在炎热环境中工作的应急救援者可能面临热应激的风险。在极端高温下工作会遭受职业病和伤害。热应激可导致热休克、热衰竭、热痉挛或热皮疹。高温还能增加劳动者遭受工伤的风险，因为高温作业可能导致手掌出汗、安全眼镜雾化和头晕。意外接触热表面或蒸汽时也可能发生烧灼伤。

在自然灾害、化学和放射性事故及疫情暴发期间，应急响应者通常会在户外太阳下工作而长时间接触高温。此外，在灾害、野火和其他与火灾相关的应急情况下，致力于灭火的应急救援者可能会遭受烧灼伤等直接影响。

按照（消防员和专业治疗单位卫生保健者的）工作要求使用推荐的个人防护用品，用半透性和不透水材料制成可覆盖整个或大部分身体/皮肤表面的防护用品，会锁住热量和汗水。这限制了身体的蒸发 – 冷却保护机制，促进了热储存并导致体温升高。当只能在潮湿炎热的条件下做户外护理时，以及缺乏电力和空调的环境中，这种情况会更复杂。

美国疾病预防控制中心（USCDC）[29]建议采取以下管理和工作实践措施来预防和控制热应激及其影响。

- 适应环境的时间：对于刚刚开始在炎热地区工作的劳动者，在炎热环境条件下的工作接触时间应在7～14天内逐渐增加，以减少罹患与热有关疾病的风险，并提高安全工作的能力。如果无法做到这一点，对那些新接触高温的劳动者应该缩短工作时间，直到他们的身体适应高温天气。对新接触高温者，应安排在第一天不超过正常工作班次的20%，每天工作时间的递增量不超过20%。在此气候下具有既往工作经验的劳动者应在第 1 天安排不超过正常工作时间的 50%，第 2 天达到正常工作班时间的 60%，第 3 天达到 80%，第 4 天达到 100%。

- 提高所有劳动者的意识：劳动者需要能够识别热相关疾病的症状。这些疾病包括连续的、由轻及重的一系列健康影响，从热皮疹、热痉挛、热晕厥（昏厥）、热衰竭和骨骼肌断裂到需要紧急医疗急救以防止器官损坏（即脑、心脏、肾、肝或肌肉）的热射病和死亡。高温有关疾病带来的严重风险，以及在炎热环境中工作能力有丧失或受到损害的高风险，使得能够识别高温有关疾病的症状和体征对所有工作人员、同事和主管而言都十分重要。
- 伙伴系统：劳动者应使用伙伴系统，以便在识别出自己或同事出现高温有关体征或症状时立即通知主管。应予以指导，教会他们定期询问同事的感受，并在需要时与同事一起离开工作区。
- 限制接触时间：对于在专业治疗单位工作且穿着全套个人防护用品的应急救援者，他们在现场高温工作时间应限制在最多一小时就要休息。如果可能，必须在早晨和傍晚完成室外炎热环境中的工作，以避免遭受高温环境。
- 休息期间：应为全员提供足够的休息时间和康复（清凉）区域。
- 获取饮用水：在休息/康复（乘凉）期间，应急救援者应该能够轻松获得足够的常温（即 10 ～ 15℃或 50 ～ 59°F）饮用水和电解质替代液或口服补盐液。
- 监测水合状态：应监测自身尿液颜色和体积，并经常饮用液体以保持水合作用。
- 应急程序：应制定救援者出现高温有关症状时的应急程序，包括对遭受高温并发生严重症状者施行冷水浴。
- 整体福祉：应该促进应急救援者的整体福祉，并通过鼓励在工作和非工作日有充足的睡眠、饮食和水合作用，以及限制乙醇、含咖啡因产品和催眠药的使用等来预防热应激的影响。

3.5 滑倒、绊倒和跌倒

由滑倒、绊倒和跌倒造成的事故和意外会导致人员受伤，并在疫情暴发或应急情况下造成宝贵人力资源的丧失。此外，天气和其他条件及工作的紧急要求可能会对此类事件产生影响。这是医疗机构劳动者严重受伤的重大原因之一。

滑倒、绊倒和跌倒的主要原因，如 USCDC 在《预防卫生保健者滑倒、绊倒和跌倒》中所列举的那样，包括以下内容[30]。

- 地板上的污染物（水、油脂、油、液体和食物）：地板上的污染物是卫生保健机构内发生滑倒、绊倒和跌倒事故的首要原因。水、油脂和其他液体会使人行路面湿滑。
- 管道和排水管排水不良：水管和排水管未正确连接好会导致液体溅到人行路面上，而排水管堵塞会导致水倒流到地板上。
- 行走路面不规整：维护不良的不平坦的路面、凸起的结构、孔洞、石块、树叶和其他废墟残留物，以免导致劳动者跌跌撞撞、绊倒、滑倒或跌倒。
- 气象条件（雨、冰和雪）：雨水、冰、雪会导致劳动者滑倒和跌倒。
- 照明不足：可造成设施内、外公共区域产生危害，包括停车场、储藏室、走廊、楼梯间和过道。
- 梯子和梯凳的使用不当：如使用不当，用于高空作业的梯子和梯凳可能会造成危险。

- 绊倒危险（杂乱，包括松散的绳索、软管、电线、医用管道）：垃圾箱堆积在存放区、工作区、走廊和过道中，可能导致滑倒、绊倒或跌倒事故。地板上裸露的绳索横跨过道并缠绕在工作空间附近，可能会绊住救援者的脚，导致绊倒和摔倒事故。

滑倒、绊倒和跌倒的人为因素

人为因素代表人们与环境相关的方式。可能影响滑倒或绊倒风险的人为因素包括以下几种。

- 沟通：是否正确理解安全说明、标识和标签。
- 疲劳：疲劳会影响执行任务的能力。
- 人格特征：人们对指令会做出不同的反应（如有些人会忽视，有些人会冒险）。
- 能力：要求某人做超出其能力的事情（如缺乏培训）。
- 行为：人们如何行动（如四处乱闯或走捷径）。
- 感知：获取有关某个环境信息的能力（如分心）。

某些活动可影响滑倒和绊倒，如以下情况。

- 搬运或提举：此时人们可能无法看到地板上的危险；如失去平衡，就更易跌倒。
- 推或拉：需要更多握力，并且可能无法看到地板上的危险。
- 冲：当人移动得更快时，需要更多握力，应对危险的反应时间也更短。
- 心不在焉：当一个人的注意力被附近的其他事物或某个人吸引时，其不太可能看到地板上的危险。

欧洲工作安全与健康局（EU-OSHA）[31] 建议采取以下预防措施。

- 良好的内务管理：糟糕的内务管理和整体的不整洁是滑倒和绊倒的主要原因。应保持工作环境干净整洁，地板和通道畅通无阻。定期清除垃圾，并避免其积聚。
- 清洁和维护：定期清洁和维护，将风险降至最低。应定期清除垃圾，并保持工作区清洁。清洁方法和设备必须适用于待处理的路面。在清洁和维护工作期间，请注意不要产生新的导致滑倒和绊倒的有害因素。
- 照明：应确保良好的照明水平，照明设备良好，灯布置于适当位置，以保证所有楼层区域均匀照明，并且可以清楚地看到所有潜在的有害因素（如障碍物和溢出物）。房屋内通道的照明都要求能够到达安全通过的亮度水平。可能需要室外安装灯具，因为室外工作场所必须充分照明。
- 行走路面：应定期检查地板等表面是否有损坏，必要时进行维护。潜在的滑倒和绊倒危险包括孔洞和裂缝，以及在室内环境下宽松的地毯和垫子。任何工作地点的地板表面都应适合于所进行的工作（如地板可能需要耐工作过程中所使用的油和化学品）。对现有地板进行涂料或化学处理可以改善其防滑性能。地板应保持清洁。
- 溢出：应使用适当的清洁方法立即清理溢出物（可能需要进行化学处理）。地板潮湿处应放警告标识予以指明，并应安排其他行走路线。
- 障碍物：如果可能，应移除障碍物以防止发生绊倒。如果无法移除障碍物，则应使用合适的障碍物和（或）警告通知。
- 拖曳电缆：设备安装的位置应避免电缆穿过行人路线。应使用电缆盖将电缆牢固地固定在路面上。
- 鞋类：考虑到工作类型、地板表面、典型的地板条件和鞋底的防滑性能，应急救援者需要拥有适合其工作环境的鞋类。
- 室外工作场所：应合理安排室外工作场所的工作，以便最大限度地减少滑倒和绊倒的风险（如在结冰条件下应准备防滑措施和合适的鞋类）。

3.6 道路交通伤害

在疫情暴发和应急响应时要求使用大量的交通车辆（不论是自行车、摩托车还是重型卡车），以通过公路快速地运载应急救援者及相关的物资和供应品。社会动员和接触追踪活动可能需要经常使用自行车和摩托车。在疫情暴发应急响应期间很难获得足够的医疗保健，并且即使轻微的道路交通伤害也会产生重大后果。此外，在许多热带地区的国家会持续数月连降大雨，冲刷道路并使运输极其困难和危险。

大约90%的道路交通死亡和伤害发生在低收入和中等收入国家，但这些国家仅占世界注册车辆总数的54%[32]。政府、政策制定者、规划者、用人单位、社区和个人可通过采取切实可行的措施改善司机的职业健康和安全，并确保安全的工作场所运输系统，这些措施包括管理超速驾驶、控制酒后驾车、使用安全带和头盔、避免长时间驾驶或工作、避免在驾驶时使用移动电话、确保安全的道路设计、保证更安全的车辆、确保碰撞后救治的质量及执行道路安全法规。

在疫情暴发或其他应急情况期间，安全高效的运输系统更为重要。安全运输系统所需的关键要素包括以下几点。

道路和交通基础设施

- 界定道路和路径。道路最好为单向系统，在道路中间设有分隔物，以分隔沿相反方向行驶的交通车辆。
- 道路应尽量消除或减少对倒车的需求。
- 通过适当的维护，保持路面状况良好。
- 在指定地点，特别是在学校、医院、市场和其他繁忙地点的附近配置减速带。
- 设置人行横道。

车辆

- 购买或部署应急救援车辆时，应考虑车辆选择标准，如保证驾驶员进出方便和良好的视野。
- 车辆应保持良好状态，并应特别注意轮胎、刹车、喇叭和灯的情况。
- 提供倒车辅助装置，如倒车喇叭和后视镜。

规程

- 根据法规要求为车辆设置速度限制。
- 通过配置适当的停车场控制倒车安全。
- 驾驶员应持证驾驶。
- 在装载重物时，驾驶员处于安全位置。
- 驾驶时禁止使用手机。
- 司机和旅行者都必须使用安全带。
- 有事故报告系统，用于记录和调查事故，以防止事故发生。

人员

- 通过常规驾驶能力和医疗健康测试来雇佣和监控合格的驾驶员。
- 驾驶员必须遵守限速规定。

- 行人知晓并使用指定的人行道。

此外，定期维护车辆并确保驾驶员的健康对于预防道路交通事故至关重要。

3.7 工效学有害因素

在疫情暴发和应急响应期间开展的活动会产生或加剧许多不良工效学有害因素。这些有害因素能导致疼痛和残疾，阻碍有效实施应急响应。本节阐述一些工效学有害因素及降低其风险的措施。

人工处理重物：在地震、火灾、飓风和海啸等灾害期间，救援和应急行动可能包括在被毁建筑物中搜救受伤和死亡的人员。在搜救过程中，劳动者要移开重物和障碍物，并且要搬运遗体，并将其运送到医疗卫生机构。这些活动使应急救援者面临腰背伤的风险，应尽量减少人工搬运重物。

难受的姿势：在几乎所有应急情况下，特别是在地震和结构塌陷时，弯腰和扭身是应急救援者背部和其他肌肉骨骼损伤的重要风险因素。同样，在疫情应急响应期间，处理社区和卫生保健机构中的遗体和患者时，经常要以弯腰的姿势和跪姿给躺在地板床垫上的患者提供药物、食品和清洁护理，这些会给应急救援者带来非同寻常的身体损伤。难受的姿势能够导致急性背部损伤，并能显著降低应急救援者的工作能力和生产力。

在疫情暴发和应急响应期间，预防和控制工效学有害因素的措施包括以下几点。

- 使用背包而不是提包：对于长距离和困难地形的急救和其他应急物资的运输，使用背包可有助于减少工效学损伤。
- 尽可能将患者安置在病床上："霍乱病床"也被称为"霍乱简易床"，是一个中间开口的木托盘。这种病床的设计高度能使卫生保健工作者不必弯腰就可提供护理。把防渗透板放置在托盘上，排泄物能够通过托盘中间的开口直接排泄到放置在床下方的容器中。粪便排泄物和呕吐物被统一收集到水桶中。对于医护人员而言，使用诸如此类的简易床比弯腰治疗躺在地板床垫上的病患更可取。
- 提供足够大的工作空间：高风险区和低风险区之间的人员更衣室应足够大并且设备齐全，以允许两人同时进行消毒和更衣（劳动者数量众多时，应配备能容纳 4 ~ 6 人同时更衣的空间）。
- 床间距：在床之间分配足够的空间非常重要。在不可隔离的病房中，床之间应有足够的空间（2 米），以便不妨碍救援劳动者。
- 使用机械辅助设备（如用于提举和运输的担架或轮椅）：在疫情暴发和应急响应期间，尤其是在其初始阶段，用于转移物资的提举装置或设备通常无法到位。但是，应该努力避免用人力抬起和搬运患者或感染者。所有患者或无法行走的感染者，包括儿童，都应通过担架搬运；如无担架，则应通过床单搬运。每次搬运患者，应至少有两名应急救援者参加。
- 安全的人工搬运：在没有担架的情况下搬运病患时，至少应有 4 人参加；如条件容许，应配备 6 人。重要的是在车辆中应至少有一个清洁担架用于运送患者，并配备额外担架用于分类或搬运个体。
- 使用台阶和（或）坡道：可以在救护车或运输车辆的后部安装可活动的台阶或坡道，以便搬运患者，并易于输运材料。
- 先进的任务计划：应仔细规划任务以避免紧张。以减少工效学压力和损伤为目的，对所需任务和资源进行预先规划尤为重要。例如，穿戴全套个人防护用品时，操作者的灵活性降低，并且更易疲劳，这类感官上的变化使完成此类任务可能十分困难。

3.8 暴力

在应急情况下可发生暴力事件。传染性高的疾病、化学物质和辐射泄漏导致的高死亡率，加上其不可预测的发病和症状的性质，可引发恐慌，进而导致恐慌性暴力。在发生传染病疫情时，对于致病因子是否存在的怀疑促使一些人质疑医护人员的好意。对于医护人员和其他直接与患者及其家人打交道的人员的不信任可能转化为对他们的敌意和暴力行为。进行安全埋葬的救援劳动者也面临风险。同样，在自然灾害期间，由于死亡和伤害、生计丧失，以及儿童和老年人所遭受的痛苦而形成的社区情绪可导致直接针对应急救援者的暴力行为。

对应急救援者的暴力行为包括身体暴力或语言侮辱，可发生在工作场所内外。身体暴力，包括强奸和死亡，可能会导致心理和（或）身体伤害。精神暴力包括羞辱和歧视，通过辱骂、欺凌和威胁等形式出现。性骚扰可能既是身体暴力，也是精神暴力。

在下列情况下可能发生社区敌意所导致的暴力。

- 出于安全和感染控制的原因，传统习俗（照顾生病的家庭成员、埋葬等）被感染控制专家制止。
- 社区误解了疾病或可疑疾病的存在，并且医护工作者被视为感染源而不是帮助他们的人。

例如，在应对埃博拉病毒病疫情暴发期间，在几内亚的一个乡村，一个由 8 名医护人员、记者和政治家组成的团队在外出巡视向社区宣传埃博拉病毒病期间被杀害。

在疫情暴发和应急响应的背景下预防暴力的策略

以下策略有助于动员和宣传家庭和社区的疫情及应急干预措施，减少敌意和潜在暴力。

- 通过提供适合当地文化的教育活动维持与家庭和社区的良好沟通。这种活动可以从评估影响疾病反应的社会和文化问题开始，并且可以由当地人提供。但是，必须考虑到可能存在的偏见和活动执行者（信使）的安全。让社区领导人参与十分重要，因为他们可以通过减少有害谣言的传播和鼓励家庭采取安全措施使社区稳定。
- 让社区有机会表达他们的忧虑并提供反馈，这有助于确保应急响应措施获得接受。接收社区反馈的方法应根据可用资源来确定。
- 沟通是与患者或受害者家属建立良好关系的关键。家属会感激（一切有关患者或遗体处理上的）明确和易于理解的解释及其背后的原因。这有助于防止误解和敌意。
- 为了在不影响安全的情况下尊重传统，应急响应团队必须充分了解影响疫情暴发或流行病的文化传统。应鼓励传统习俗和做法，只要这些习俗和做法可以由受过训练的劳动者安全地进行。例如，埋葬队要以有尊严和受尊重的方法处理遗体。
- 用家庭传统方法照顾患者，并需要与患者保持持续沟通。家庭成员如果直接接触患者，应佩戴个人防护用品。

保护应急救援者免受暴力侵害

- 监测和评估社区的接受程度或敌意程度对于确保社区劳动者处于安全状况至关重要。
- 劳动者应始终以团队的形式工作，未经同意不得进入房屋。
- 驾驶员应始终留在附近并监控工作者的活动，确保在需要快速撤离时能够方便转移。

- 操作规程可帮助劳动者在执行工作时充满信心并保证安全。随着对疾病传播的信念和行为的演变，应定期评估社区的接受程度。
- 必须（通过无线电或其他方式）与在农村地区的应急救援医护团队保持可靠的沟通。
- 可留在车内，监控团队的活动，并向无线电操作员报告任何事件。
- 团队应避免穿着全套个人防护设备进入村庄。穿上正常的衣服到达村庄有助于使应急程序人性化和村民的反应正常化。在向社区明确透明地解释程序后，可穿戴上全套防护装备。

人身安全和保障措施

参与疫情暴发和应急响应的劳动者需要意识到遭遇犯罪和暴力的可能性更高。强烈建议在安全应急救援前对劳动者进行培训。

3.9 疲劳

与典型的每周 40 小时工作制相比，应急响应劳动者通常工作时间更长、更连续。延长工作时间可能会增加工伤和事故的风险，并可能导致健康状况不佳。有证据表明，每天工作超过 12 小时可能会使受伤风险增加 37%[33]。艰苦的工作安排，繁重的工作，不利的环境条件（如基础设施不足或损坏、有害物质和残骸及简陋的生活条件），长时间的通勤，以及劳动者的个人需求等因素会导致压力加剧。

为应对这些挑战，应急响应组织需要制定适合特定事件的疲劳管理计划。组织评估他们期望在响应期间进行的活动类型，估计可以执行这些活动的条件，确定在应急响应工作现场通常存在的可能导致疲劳风险的因素，确定针对这些风险因素的控制措施，并建立评估时间表，以评估控制的有效性。

疲劳风险因素

许多因素可能导致疲劳风险增加，警觉性和工作效率降低，并使得劳动者在工作场所中出现错误，使危险接触和伤害的风险增加。在制定管理劳动者疲劳的政策和程序时应考虑的风险因素包括以下方面。

- 工作时间长。
- 睡眠不足或睡眠时间分散（不间断睡眠少于 7 ~ 8 小时）。
- 轮班 / 夜班工作。
- 白天睡觉。
- 无法弥补的睡眠缺乏。
- 休息时间不足或有限。
- 对体力和脑力要求高的工作。
- 接触高温和其他极端环境。
- （在没有充分表征的情况下）接触生物、化学和物理性有害因素。
- 需要使用全套个人防护设备的工作。
- 限制使用娱乐 / 健身设备。
- 接触心理压力源（如与患者或死亡受害者密切接触）。
- 不熟悉的工作环境和（或）工作任务 / 操作。
- 临时或公共居所（可能导致心理压力、睡眠不足或睡眠时间分散）。
- 限制获取营养餐。

- 到工作现场的时间。

疲劳风险评估应考虑以下因素

组织中不同作业的工作时间、工作轮换、轮班和休息时间。

- 响应者可能面临的局面（如正常活动中断的程度、基础设施状况、人口迁移、紧张局势和工地安全等）。
- 在操作期间为劳动者提供的住宿性质（如酒店/汽车旅馆、拖车、帐篷；餐饮服务或即食餐；卫生设施；娱乐机会）。
- 在作业中进行的各种类型的工作，并考虑可能在未来的作业中采取的任务变更。
- 管理和行政支持职能和服务（如合同外包、金融服务、文书支持等）。
- 劳动者经历过的，并且可能在未来事件中经历的压力情况类型（如接触遗体或重病患者、严重破坏、无家可归的受害者和孤儿等）。

预防疲劳的策略

NIOSH 建议在美国采取以下策略措施，以防止在响应期间出现疲劳[34]。

- 定期休息：保证每天至少连续休息 10 小时，以获得 7 ~ 8 小时的睡眠时间。每天休息和全面的恢复性睡眠是对连续作业中过度疲劳的最佳保护。仅容许较短的休息时间（如 4 ~ 5 小时）会加剧长时间工作的疲劳。
- 工间休息：在繁重工作中间安排较为频繁的短暂休息（如每 1 ~ 2 小时）比不频繁的、较长的休息时间能更有效地抵抗疲劳。应容许较长的用餐时间。
- 轮班时间：劳动者通常能够承受每周 5 班每班 8 小时或每周 4 班每班 10 小时的工作时间安排。依照工作强度，如安排穿插休息日，劳动者也许能够承受每班 12 小时的工作班轮换。在傍晚和夜间，较短的轮班时间（如 8 小时）比较长的轮班时间更易被救援者接受。由于夜间嗜睡和日间睡眠不足，夜间工作会加剧救援者疲劳。
- 工作负荷：检查与轮班时间对应工作的要求。对于任务较轻的工作（如案头工作），12 小时轮班更容易被接受。时间较短的工作轮班有助于抵消因高度认知性或情绪化的工作、大体力消耗、极端环境或接触其他健康或安全有害因素所产生的疲劳。
- 休息日：连续 5 班 8 小时或 4 班 10 小时工作后，安排 1 ~ 2 天的全日休息。连续 3 个 12 小时轮班后应考虑安排 2 个休息日。

控制疲劳的措施

在应急响应期间预防和减少救援者疲劳的具体措施包括以下内容。

- 教育：提供有关疲劳的体征、症状和健康影响的信息，以及应急救援准备培训。该培训计划应解决教育/告知救援者的程序。
- 提前规划：规划中应具备以下要素。
  - 事件动员的应急规划，并确定谁做什么和何时做（如确定预先事件管理小组的角色）。
  - 支持对疲劳管理至关重要的服务。
  - 制定政策，将人员按照其所受培训和身体状况分配到相应职位，并在需要时提供个人防护用品。
  - 考虑额外的医疗要求（如独特的疫苗接种），设立检查劳动者进出的一般流程，以便在整个事故过程中追踪救援者的位置。
  - 大本营/工作现场的保障，并确保救援者实践提前规划（如准备好"试剂盒"，为儿童保育、宠物护理和账单支付提供替代方案）。
- 工作时长和休息期间：在应急作业的每个阶段制定有关应急救援连续时间、工作时间、工作班次轮换和休息时间的政策。应在预定的连续工作天数之后加入休息时间（例如，在 24 小时内最少休息 10 小时，休息时间应尽量连续；在连续工作 14 天后休息 48 小时等）。应尽快过渡到正常的工作时间表，以便救援者能够管理自己的休息时间。描述如何管理和执行该政策（例如，制定适当的政策，确保能够有足够的接受过适当培训和身体条件适宜的应急救援人员）。

- 运输：了解所使用运输方法的范围。运输方式应包括多种优化措施，以应对救援者将面临的各种情况。确认长时间工作给救援者和驾驶员带来的潜在损伤。
- 生活条件：描述住宿优化选择的范围（如商业酒店 / 汽车旅馆、拖车、帐篷区等），并提供饮食、隐私、安静的睡眠区，以及卫生设施、安全设施、洗衣设施、病媒控制和疟疾预防。
- 提供休养：提供锻炼和娱乐的机会，并认识到这些机会有助于维持救援者的功能。
- 医疗保健服务：描述能提供的医疗、精神健康和压力管理方面的服务。

3.10　疫情暴发和应急期间的社会心理压力

疫情和应急响应者可能会面临许多压力源。压力是一种心理反应，通常包括忧虑、焦虑、感觉精疲力竭或疲惫不堪，或感觉抑郁或表现不佳。这些感觉通常伴随着身体疼痛等疾病。并非所有压力都存在问题；某种程度的压力有助于一个人保持安全并在充满挑战的情况下良好地工作。然而，这种压力时常会越来越多，尤其是在诸如应急情况等长期处于逆境的情况下，能导致一种慢性压力状态，在此状态下，人们会感到不堪重负或无法应对。

在困难的境况下，高压力和与之相关的问题是正常的，并不意味着人们软弱、无能或无法完成工作。其原因可能在于，当人们全身心投入工作中时，便没有足够的时间照顾自己。生活中的其他问题，如家庭问题、缺乏社会支持、健康问题或其他不确定因素，会使工作压力更难处理。

如果个人和团队或组织实施了多种策略（包括一些简单易行的策略），则可将工作压力保持在可控的水平。这对于个人及他们试图帮助的人而言都有益处，因为自我保健意味着人们在他们的角色中更为有效，并且不太可能因为压力巨大而额外请假。本节将介绍这些策略。

在应急救援期间，可能存在许多与应急情况类型、可用资源、不确定性或有限的潜在影响有关的压力来源。压力来源可能包括以下方面。

- 害怕自己的幸福受影响，或害怕家庭成员和同事可能感染致命疾病或受到化学药品或辐射影响健康 [这在死亡率高或（如病毒性出血热）一般可能出现迅速恶化或明显症状的地区尤其明显]。
- 工作有关的压力，如时间有限、工作时间长、严格遵循职业安全与卫生程序执行任务，或与来自不同文化和学科的大型团队沟通。
- 体力活动加上笨重的设备（如个人防护用品），经常伴随着热应激、脱水和衰竭。
- 缺乏基本的个人安全防护用品。
- 高风险地区救援者受到的贬损，这可能导致他们被家庭或社区排斥，甚至遭受暴力。
- 缺乏社会支持或社交网络。
- 既定的安全方案与关心或支持个人愿望之间的紧张关系（如确保安全的埋葬规程、隔离和实施非触摸政策等）。
- 对可能相关的文化 / 信仰体系理解有限（如不理解或无法接受为什么有人会遵循可能

增加感染风险的埋葬习俗）。
- 难以保持运动、良好的饮食习惯和充分休息等自我保健活动。
- 尽管数月没有报酬，仍希望履行职责并提供帮助。

应急救援后，导致压力的因素可能包括以下内容。
- 在响应期间观察到的不良事件和人类悲剧相关的记忆。
- 担心因接触化学品、传染病或辐射而带来的长期影响。
- 应急救援后难以重新调整生活。

在应急情况下，人们可能会以不同的方式应对压力。人们的行为可能会发生变化，如活动水平或工作表现的变化，增加物质用量以应对压力，或改变人对放松、镇定或易怒的控制能力。一系列的身体反应（可能有其他原因）也可能发生，如胃病、体重变化、疲劳、头痛或其他不明原因的疼痛等。心理变化可能包括焦虑增加、情绪低落、积极性低、焦虑或抑郁及相关的行为改变，如经常哭闹、孤立或难以接受帮助等。

在大多数情况下，工作相关压力可以通过良好的组织和管理支持来控制。然而，在某些情况下，人们可能会表现出与高压力环境有关的精神健康状况的症状。在此情况下，如果上述人员要求评估自身的功能，并且执行若干任务的能力受到损害，则应考虑由医护人员对此类问题进行评估。

创伤后应激障碍（post-traumatic stress disorder, PTSD）：在人道主义应急情况下，救援经历极端压力后，人们出现各种心理反应或症状很常见。对于大多数人来说，这些症状是短暂的。当一组特定的、有特征的症状（回忆重现、回忆逃避和当前威胁感增强）在潜在的创伤事件后持续超过一个月时，则可能已经发展为 PTSD。

患有 PTSD 者常被认为与中度抑郁症患者（如睡眠不佳、情绪低落）的症状非常相似。可能需要由合格的医护工作者对其进行评估，以识别回忆重现、回忆逃避症状及难以入睡或保持睡眠的 PTSD 症状。

职业倦怠：职业倦怠是一个常用于指因长期疲劳、长期压力和工作超负荷而导致工作兴趣降低的术语。职业倦怠尤其可发生于那些积极性高、高度专注并参与其所从事的工作的个人。对实现高目标和期望的愿望可能与身体、情绪和精神疲惫不堪形成对比，导致目标无法实现。

有些人，如那些有心理健康问题史的人，有持续性的个人超高压力（如个人疾病、家庭成员的疾病、家庭暴力史、贫困或失去工作的风险）或缺乏社交网络支持的人，处于极端压力或潜在创伤事件的人，应急救援后的压力或精神健康问题的风险可能会增加。

预防和管理与应急响应工作有关的压力

部署应急救援者的组织机构应制定以下方面的政策。
- 应急救援前和应急救援后筛选和评估劳动者应对预期压力源的能力。
- 适当做好任务前准备和压力管理培训。
- 定期监督应急救援者在救援现场的应对能力。
- 持续的培训和支持，帮助应急救援者应对日常压力。
- 在发生严重或创伤性事件或遭遇异常／意外的严重压力因素后，对应急救援者和团队提供适当的具体的和文化的支持。
- 在任务结束或合同结束时，为应急救援者提供实用的、适当的情感和文化支持。
- 对在应急救援期间因压力、创伤或疾病而受到不利影响的应急救援者进行持续支持。

预防工作压力的措施

基于团队的实践

- **良好的沟通**：减压的最佳方法之一是尽量提供质量高的信息，让应急救援者感受到信息通畅，并给予他们掌控感。
- **与应急救援者分享最新信息**：信息共享对减轻压力非常重要。应设立固定机制以便明确地传播关于危害、传播方式和症状的信息，以及对应急救援者的保护措施。与此同时，应与社区共享信息，并定期更新。当有应急救援者生病时，向其他医护工作者告知其状况尤其重要。在此情况下单位主管应尽快召集应急救援者，让应急救援者有机会提问，表达疑虑并提出建议。医护工作者不应该轻信同事生病的谣言，更不应该忧虑其病因。
- **表达关注和提问的场所**：特别重要的是，应急救援者应有机会向自己和同事提出问题并表达对健康风险的忧虑。应注意确保应急救援者健康状况的机密性。例如，管理者可向团队传达一个同事身体轻微不适的信息，但切勿泄露涉及健康问题的细节。
- **多学科团队会议**：直接护理人员、供应管理者、清洁工和其他参与响应的多学科团队每周应至少会面一次交换要解决的问题。该会议可以在各工作组主管的层面召开。这些会议的目的是识别包括应急救援者福祉在内的潜在问题，并共同制订解决问题的策略。
- **检查表和伙伴系统**：医护工作者必须评估和了解自己的优势、劣势和局限，这包括识别自己和他人压力及倦怠迹象的能力。应向应急救援者解释协助个人应对机制的一般措施。应向医务工作者提供保密地反映问题、投诉的机会，同时确保最大限度地提高这些问题得到解决的可能性。伙伴系统是一种有用的方式，不仅可以提供心理支持，也是一种监控压力和倦怠的好方法。
- **心理急救（PFA）**：在心理急救[35]的现场救援者指南中，WHO描述了这种方法的关键特征，有助于心理急救在野外情况下的使用。该心理急救包括以下方面。
  - 提供不造成干扰的、切合实际的护理和支援。
  - 评估需求和所担忧的问题。
  - 帮助人们满足基本需求（如食物、水和信息）。
  - 倾听，但不强迫受助者说话。
  - 安慰受助者，帮助他们平静下来。
  - 帮助受助者获取信息、服务和社会支持。
  - 保护受助者免受进一步伤害。
- **举办活动减轻羞辱感**：由于公众意识到医护工作者通过职业接触感染EVD等疾病的风险较高，因此医护工作者往往有羞耻感和社会孤立感。更有甚者，连医务人员的家庭都可能被朋友和熟人羞辱，并被亲人疏远。因此，应该开展全面的公共教育活动，着力于由于公众过度担心传染、污染及其他固有观念而导致的医护工作者遭受社会羞辱和被排斥的现象。重要的是，公共教育活动应鼓励公众重视应急救援者在前线抗击疾病流行的作用，以增强应急救援者的事业自豪感。这些活动可作为疫情暴发中"社会动员一揽子"计划的一部分。
- **幽默和参与式技巧的运用**：这些技巧能够促进对话、创新解决方案和态度的积极变化。医护工作者已经通过参与式的戏剧化的表现形式，在参与者之间创造一种亲密感解决工作场所的欺凌问题。创造性技巧也可用幽默感来消除恐惧。

组织文化

- 应探索包括促进沟通和冲突管理在内的团队建设技术，包括组织文化应对外界态度保持敏感，因为当地应急救援者的家庭可能会受到疫情暴发的影响。
- 精神卫生专业人员应联系所有在事件发生后 1 ~ 3 个月内发生重大事件的国内和国际应急救援者（包括翻译、司机、志愿者等）。专业人员应评估幸存者的功能和感受，评估精神健康状况（如抑郁症、PTSD、药物滥用），并将那些面临实质性问题且未能痊愈的患者转诊到临床治疗。

个人实践

- **法定的休息期限**：管理人员需要熟悉并向应急救援者传达有关健康和安全的实践和程序，这包括工作日期间所需的充分休息和工间休息。
- **基本需求**：管理者需要确保应急救援者促进身体健康的机会，包括体育锻炼，应急救援者应能够保持健康的饮食习惯。
- **心理支持**：应该提供可供医护工作者秘密分担恐惧和担忧的场所。心理学家应该在应急救援者极度紧张的时刻前往工作场所，如有团队成员死亡时。
- **组织和现场管理者的模范作用**：管理者应是他们所辖应急救援者的榜样，并且应该以明确的、能够减轻压力的方式行事（如采取适当的工间休息、进行减压和放松锻炼）。最重要的是，现场管理者必须确保满足应急救援者的基本需求，提供保护性设备，重视应急救援者队伍的价值，并确保应急救援者的努力得到认可和感谢。

在应急响应的不同阶段管理压力的措施

在危机响应下的压力管理指南中，美国卫生和公众服务部建议应急管理人员在应急响应的不同阶段采取以下措施[36]。

最大限度减轻危机暴发之前压力的措施

- 确保应急救援者熟悉整个应急响应系统及关键团队（包括他们自己）在其中的角色和职责。
- 通过消除谁向谁报告的困惑，建立明确的权力和责任，以最大限度地减少压力。
- 定期提供压力管理技术培训。
- 制定设施疏散计划并定期演习。
- 提供持续培训，确保应急救援者完全熟悉安全程序和政策。
- 制定指南，帮助应急救援者为应急救援做好准备。
- 维护并更新每位应急救援者的家庭成员联系信息。

最大限度减轻危机期间压力的措施

- 清楚界定各个角色，并在情况发生变化时重新评估角色。
- 在每班次换班时，都简要介绍目前工作环境的现状、安全程序和所需的安全设备。
- 将经验丰富的应急救援者与缺乏经验的新手搭配。伙伴系统是提供支持、监控压力和加强安全程序的有效方法。确保在外巡视人员结伴进入社区。
- 应向在初始阶段遇到压力的应急救援者提供心理急救。
- 将应急救援者在高、低压力的岗间进行轮换。
- 设置、鼓励和监督工间休息（特别是涉及伤亡时）。在漫长的作业期间，实施更长的工间休息时间和休息日，并尽快缩短周末工作时间。
- 建立暂时区域，将应急救援者与工作现场和公众分开。在较长时间的救援作业中，建立一个应急救援者能够淋浴、吃饭、换衣服和睡觉的区域。

- 为直接受事件影响的应急救援者实施灵活的工作时间安排。这可帮助应急救援者平衡家庭和岗位职责。
- 监控和管理如下工作环境、运输和生活条件。
  - 提供个人防护用品，以在需要时预防高噪声、粉尘和烟雾。
  - 通过使用防护服、适当补水和频繁工间休息来减轻极端温度对健康的不良影响。
  - 确保照明充足，可调节，并且处于良好的工作条件。
  - 为处于危险区域的救援服务设施或工作场所内的应急救援者提供安全保障。
  - 为危险环境中的应急救援者提供移动电话。确保应急救援者知道在出现问题时应给谁打电话。

最大限度减轻危机后压力的措施

- 为遭受过个人创伤或失去亲人的应急救援者留出时间。可先给该类人员分配要求较低的工作，再慢慢将他们带回组织。
- 制订工作方案，为应急救援者提供没有羞辱感的咨询，以解决他们个人经历中的情感问题。
- 组织离职面谈，帮助应急救援者正确看待自己的经历，认可自己的所见、所做、所想和所感。

（翻译：徐李卉；审校：张　敏）

第 4 章

传染病暴发时的职业安全与健康：临床和社区环境

许多热带地区国家的气候有利于多种疾病的发生、传播和暴发，尤其是那些以能够传播疾病而又不能抵御寒冬并在雨季繁殖的生物为媒介的疾病。宿主、微生物和环境相互作用，决定着传染病的产生和传播，旅行的增加、国际化和人口数量的增长都使得传染病患病人数越来越多，疾病的传播也越来越迅速，这在那些公共卫生应急准备和应急反应能力欠缺的国家尤为明显。这些感染可能进一步传播并导致引发国际关注的公共卫生突发事件。根据IHR，以下几类事件可能成为国际关注的公共卫生突发事件。

- 下列疾病的单个病例的发生就非同寻常或者难以预料，可能给公共卫生带来严重的影响，因而应该予以报告：天花、野生型脊髓灰质炎毒株所致的脊髓灰质炎、新亚型病毒引起的人流感、SARS。
- 涉及下列疾病的公共卫生事件总是会导致人们算经济账，因为已经证实这些疾病能给公共卫生带来严重影响，并能迅速在国际上传播：霍乱、肺鼠疫、黄热病、病毒性出血热（埃博拉、拉沙、马尔堡）、西尼罗热，以及其他存在于特定国家或特定区域的疾病（如登革热、裂谷热、流行性脑脊髓膜炎）。
- 任何可能引起国际公共卫生关注的事件，包括那些未知原因或传染源的疾病，并且涉及疾病或事件在如上所列之外，本类事件包括存在有毒的、有传染性的或其他危险物品传播风险的事件，这些其他危险物品可能来源于自然发生或非自然发生的，并已经或有潜在可能对一定人群和（或）一定地理区域造成污染。

大量的医护人员积极参与了方框 4-1 中的传染病暴发事件的处理工作。他们包括来自急救医疗队的急救者、急诊科医护人员、专科治疗门诊医护人员及实验室医护人员，他们直接参与受灾人群的救援、运输、急救、急救护理和治疗。

应急处理传染性疾病暴发过程中，预防和控制医护人员职业性感染性疾病，需要职业安全与健康专家、传染性疾病控制专家、组织机构管理部门、一线医护人员代表及其他人员的密切配合，评估职业性有害因素，汇总潜在接触病例的数据，提出预防控制措施建议。当多家用人单位或者组织机构共用设施、工作场所和流程时，他们应该密切合作，确保所有医护人员都能公平有效地获得保护，包括派遣外驻的和留守国内的劳动者、正式劳动者和分包项目劳动者，以保护他们免于感染传染性疾病、发生职业病或者工伤。

方框 4-1　西非埃博拉病毒病暴发期间医护人员与其他救援者的职业安全与健康风险及其所带来的影响

　　埃博拉病毒病史无前例地暴发，给医护人员及其他救援者职业健康造成了严重的影响。根据初步报告，2014 年 1 月 1 日至 2015 年 5 月 31 日，VHF 数据库记录了 815 例医

护人员确诊病例和疑似病例，其中 328 例发生在塞拉利昂，288 例发生在利比里亚，还有 199 例发生在几内亚。在同一时期，医护人员确诊病例和疑似病例数占全部报告（全年龄段）的确诊病例和疑似病例总数的 3.9%（815/20955）。除了在最初几个月医护人员只有少量的报告病例外，医护人员感染病例数量在每月感染病例总数中的占比逐渐升高，并在 2014 年 7 月达到顶峰，之后逐步下降，从 2014 年 7 月的 12% 下降到 2015 年 2 月的 1%，这反映出实施预防干预措施的有效性。

在埃博拉病毒病广泛并猛烈传播的国家，难以区分是职业性接触还是社区接触或是居家接触，特别是那些每天都和家庭成员及社区居民保持日常接触的本地救援者。除了医护人员外，其他处于风险之中的劳动者还包括保洁工、实验室劳动者、传统治疗师、传统助产士、殡葬工作者、居家护理人员及宗教领袖。有接触未被确诊病例风险的劳动者包括那些实施接触者追踪的劳动者（包括公共卫生和社区劳动者），出入境筛检劳动者，运输行业劳动者（即飞机、地面交通工具和船上的劳动者），出租车司机，安全保障人员（保安、警察和军人），性工作者，以及有埃博拉病毒感染病例的社区中的垃圾处理人员。

4.1 埃博拉病毒病治疗和护理机构中的职业安全与健康

为了同时确保患者和医护人员安全，埃博拉病例治疗机构必须实施下列预防控制措施。

- 最理想的治疗机构的设计应将绿色区域（污染最小区域）和红色区域（污染最严重区域）分开，并且只允许单向流动（总是从绿色区域到红色区域，永远不允许反向流动）。在某些情况下（如偏远农村地区或较大的埃博拉病例治疗机构），也可能有一个或多个"风险最低"区域。例如，可以穿着便装和普通鞋子的办公人员或劳动者的生活居住区，这些区域必须完全与绿色区域、红色区域隔离分开。
- 治疗机构应分别为患者、医护人员和来访者单独设置入口。入口应该能直接通达步行前来的或是救护车送来的患者就诊区域，以消除所有与医护人员办公区域、其他患者治疗区域的交互作用。救护车抵达区还应有足够大的空间用于消毒救护车。
- 医护人员入口处必须允许医护人员到达时可进行筛检，并应直接通往更衣室。医护人员在进入埃博拉综合治理区域前必须换上手术衣和靴子。这个区域还应该确保医护人员能存放衣物及个人物品。
- 分诊区域面积应足够大，应保证患者间距在 1 米以上，至少应有 1 间洗手间，能遮阳和避雨，并应有 1 间专用公共厕所。此外，还应为患者陪同人员提供室外等候区域，室外等候区域应包含上述元素。
- 个人防护用品的使用在预防控制等级中是最有可视度的。然而，这种预防控制措施是最脆弱的，并不应作为独当一面的第一级预防控制策略使用。个人防护用品在未感染个体与病原体、传染源之间建立了物理屏障。个人防护用品包括但不限于手套、长外衣、口罩、面部和眼睛防护用品及呼吸器。
- 使用个人防护用品的效果及是否适宜依赖于使用者是否遵守操作规程，这就使得个人防护用品成为最容易失去效能的预防控制措施。如果仅仅关注个人防护用品的有效性及使用，而不考虑工程技术措施和管理控制措施，会使得对医疗机构所有人群的保护无法达到最佳效果，包括对医护人员的保护。

当医疗机构不考虑患者当时的症状和体征，对所有患者都进行救治时，医疗机构中高传染性疾病，如埃博拉病毒病及其他病毒性出血热的预防和控制需要强化并应谨慎使用标准防范控制措施。这些感染预防与控制措施包括以下几点[37]。

- 手卫生。
- 对适宜的个人防护用品的使用进行风险评估。
- 注意注射安全，预防针具及其他锐器损伤。
- 患者救治场所周围环境及医疗设备的清洁和消毒。
- 洗衣房及废弃物的管理。
- 呼吸系统卫生。

4.2 霍乱治疗机构的职业安全与健康

霍乱治疗机构是对霍乱及水源性疾病进行临床管理的专业治疗机构。霍乱治疗机构医护人员保护策略与埃博拉治疗机构医护人员保护策略相似，包括以下措施。

- 分类诊治。
- 隔离患者。
- 消毒。
- 手清洁。
- 使用个人防护用品。

霍乱治疗机构预防患者和医护人员之间的传染包括以下四个部分[38]。

- 筛选和观察患者。
- 住院治疗。
- 康复期口服补液治疗。
- 中立区域（如厨房、物料储存间等）。

霍乱治疗机构感染预防控制的关键——健康与卫生规则详细列举在表 4-1 中。

表 4-1 霍乱治疗机构健康与卫生规则

传播模型	基本规则	补充推荐规则
人	只限制患者＋一名家庭成员＋机构劳动者进入；人群的单向流动（如只能从清洁区向非清洁区流动）	每名患者的护理人员不超过一人
水	安全的水（氯化消毒液的浓度取决于不同的用途）；需要大量的水（每人每天最少 10 升）	每名患者每天 50 升水较理想
手	洗手间有安全的水；接触患者前后、上厕所后、做饭和进餐前，以及离开住院病房后均需要用肥皂和水洗手	剪短并清洁指甲
食物	吃煮熟的食物；医护人员不应搬运食物或者烧水	食物应该由霍乱治疗机构提供，而不是由家庭提供
衣物和寝具	根据指南用适宜浓度的氯消毒溶液清洗衣物和寝具	如果没有氯消毒剂，用肥皂清洗衣物，并把它们放到太阳下晒干
环境污染（粪便及废弃物）	确保霍乱治疗机构有专用的公共厕所；定期用适宜浓度的氯消毒剂对水桶、土壤地面及公共厕所消毒；医疗废物用焚化炉焚烧处理	公共厕所的位置应距离水井或地表水源 100 米以上；使用专门的霍乱病床（霍乱简易床）
遗体	停尸房应单独设置；给遗体消毒	确定安全的焚烧操作规程；尽快处理遗体

4.3 处理传染性病原体实验室的职业安全与健康管理

WHO 的《实验室生物安全手册》[39] 覆盖了不同类型实验室各种生物安全级别的需求。此外，在其处理高度感染性样品（如禽流感样品）的操作指南中，WHO 推荐采用下列预防控制措施来保护实验室劳动者的安全与健康[40]。

- 有责任制定综合性安全策略，包括安全操作手册及其支持实施计划，这些一般取决于机构或实验室的负责人或领导者。实验室安全同样也是全体管理者和实验室劳动者的责任，每位劳动者都应对自身及同事的安全负责。
- 良好的微生物技术是实验室安全的基础。使用安全的设备，同时有良好的操作程序和规程，有助于减少处理生物安全危险品时的生物感染风险。
- 应时刻遵循标准防范控制措施；任何时候从患者身上采集样品时都应使用屏障保护用品（长外衣、手套）。除了标准防范控制措施外，也应采取眼睛防护措施。
- 基础控制措施：二级生物安全（BSL2），操作规程和程序应要求尽可能减少样品的处理。
- 应遵守实验室良好操作规范。实验室工作区禁止饮食、吸烟、化妆和处理隐形眼镜。
- 在实验室内进行样品处理、加工及进行诊断性测试时应穿戴个人防护用品（长外衣、手套及眼部防护用品）。
- 所有技术操作都应遵循一条原则，即尽量减少气溶胶和小微滴的产生。
- 所有可能引起感染性物质喷溅、形成小微滴或气溶胶的操作都应该在生物安全柜或其他物理控制装置中进行（如离心分离、研磨、混合、剧烈晃动或混匀、超声破碎，以及打开内部压力与环境压力不同的盛放有感染性物质的容器）。
- 应限制皮下注射针具和注射器的使用，绝不能将它们作为移液装置的替代品，也不能将其用于除实验动物胃肠外注射或者液体抽吸之外的其他用途。口吸管必须严格禁止使用。
- 用于处理污染物质的生物危险品容器应当数量充足，并且放置的位置应当便于使用。
- 有潜在危险物质发生泄漏后及每天结束工作后，都必须对工作台面进行去污。通常，新制备的漂白剂溶液适合用于处置生物危险品的泄漏。
- 劳动者必须经常洗手，特别是在处理感染性物质和感染性动物之后、离开实验室工作区前及就餐前。
- 离开实验室前必须脱掉个人防护用品。

4.4 在医疗照护机构中接触血液、体液和其他污染物的管理

在无防护的情况下，皮肤和黏膜接触了疑似或已确诊患者的体液、被污染的物品及已死亡患者的遗体应被认定为高风险接触事件。在大部分案例中，此类事件包括脱掉个人防护用品时触摸了无保护的皮肤、给患者照护时发生了锐器损伤、触摸了有感染性的患者或被污染的物品。发生与感染性物质如血液、呕吐物及其他体液有关的接触事件应予以报告和调查[41]。

如果所发生的接触事件涉及高度感染性疾病（如病毒性出血热，埃博拉病毒病、马尔堡病毒病及其他病毒性出血热），医护人员和其他劳动者应遵循如下行动规则。

- 立即、安全地停止当前所有工作，离开患者照护和工作区。
- 按照适当的程序小心地脱掉个人防护用品。在脱掉个人防护用品时发生的职业接触是

很危险的，可能导致病毒性出血热的传播，如埃博拉病毒病。

- 脱掉个人防护用品后，立即用肥皂和流动水或碱性溶液对受影响的皮肤表面或受伤部位进行冲洗，至少冲洗 15 分钟。相应地，用大量的水或者洗眼液冲洗黏膜（如结膜）。切勿使用含氯溶液或其他消毒剂。
- 立即向当地协调者报告此次事件。这项任务要有时限性，报告时限应在医护人员离开患者照护场所后立即进行。
- 应立即对发生接触的人员开展医学评估，要考虑其他潜在的血源性病原体接触（如 HIV、HBV 及 HCV），还应接受随访监测，包括发生接触后每天 2 次的体温监测，连续监测 21 天（即埃博拉病毒最长潜伏期为 21 天）。任何人在发生职业接触后的 21 天内出现发热症状，建议立即请感染性疾病专家进行诊疗。
- 应对疑似感染的劳动者进行隔离，他们应接受治疗，直到确诊为阴性诊断结果为止。
- 对家庭成员、朋友、同事及其他患者开展接触追踪和随访至关重要，他们很可能因与已感染医护人员的密切接触而接触出血热病毒，如埃博拉病毒。
- 根据国际劳工组织职业病名单，有病毒源职业接触史的医护人员，如感染了病毒性出血热（如埃博拉病毒和马尔堡病毒），应被认定为职业病。

接触后预防

WHO 现行推荐的接触后预防（PEP）[42] 以科学的证据为基础，包括如下几点。

- 任何人在发生可能感染 HIV 的接触后，都应尽快开展 PEP，并应在发生接触后尽快落实首次措施（理想情况下应在 72 小时内落实首次措施）。
- 对是否需要采取 PEP 的评估尽可能以源患者的 HIV 感染情况为基础，可能还需要考虑当地 HIV 流行程度及其流行病学模式的背景。
- 需要采取 PEP 措施的接触评估包括评估胃肠之外途径的接触和黏膜接触（性接触及喷溅入眼睛、鼻腔或者口腔）。接触下列体液可能发生 HIV 感染：血液、被血液污染的唾液、乳汁、生殖器分泌物、脑脊髓液、羊水、直肠液、腹水、滑膜液和胸膜液。
- 不要求采取 PEP 措施的接触评估包括发生接触者已经是 HIV 阳性，导致接触的源患者已被确诊为 HIV 阴性，并且所接触的体液不具有明显的风险（如眼泪、未被血液污染的唾液、尿液和汗液）。
- 尽管采取 PEP 最理想的开展时间为接触后 72 小时内，但有的接触者可能未能在这个时间内获得 PEP 服务。针对那些在发生接触后 72 小时以后才就诊的接触者，负责采取 PEP 措施的应急救援者应考虑其他关键干预措施和转诊措施。
- 在 HIV 背景流行率高的医疗机构或已知接触源患者 HIV 感染风险高时，所有接触者都应考虑采取 PEP 控制措施，而不必经过风险评估。
- 上文中提到的带来 HIV 高感染风险的体液种类并非详尽无遗，因此，应临床评估所有案例，并由该照护的医护人员判断本次接触是否构成明显的风险。

风险评估

某接触者的风险评估、发生接触期间的条件及源患者状况评估应按如下规则进行。

- 接触的临床评估。
- 开展是否需要采取 HIV PEP 措施的评估。
- 接触者 HIV 检测，可能的情况下，对源患者进行 HIV 检测。
- 提供皮肤破损或受伤的应急措施。

<u>咨询和支持</u>

这些都是为接触者做好准备接受调查、治疗和随访所必需的，随访包括药物治疗可能发生的不良反应，如下所示。

- HIV 感染风险。
- 开展 HIV PEP 控制措施的风险和益处。
- 不良反应。
- 如决定开展 PEP 用药，应加强医嘱依从性的咨询。
- 性侵犯案件中的特殊支持。

<u>药物处方</u>

药物处方包括如何选择合适的药物并开始用药，必须涵盖以下几点。

- 应在发生接触后尽早采取 PEP 控制措施。
- 推荐适龄的 28 天抗病毒药物治疗方案。
- 药物信息。
- 潜在的并发症及可能的药物与药物之间反应的评估。

<u>随访</u>

随访是 PEP 中的关键环节，必须涵盖以下几点。

- 接触后第 3 个月开展 HIV 检测。
- 如果可能的话，与 HIV 药物治疗接轨。
- 提供适宜的预防干预措施。

<u>要达到上述目标，必须包括以下步骤</u>

- 立即采取急救措施。
- 开展潜在的 HIV 及其他血源性感染疾病的接触评估。
- 对源患者的 HIV、HBV 及 HCV 感染情况进行检测。
- 对发生接触的医护人员开展检测，并提供咨询和转诊治疗。
- 对发生接触的医护人员和源患者的情况都应保密。
- 确保开展随访检测和临床评估。
- 如需要，提供 PEP 控制措施，并提供专家咨询。
- 对接触案例进行评估，并改善医疗操作规程。
- 建立赔偿程序，以应对索赔事件。

<u>对可能有其他接触者的管理（如 HBV 和 HCV）</u>

- 在大多数接触事件中，HBV 和 HCV 的传播风险要比 HIV 的传播风险高，尤其是在医疗机构中。
- 应开展接触前乙肝病毒疫苗接种评估，根据需求并按年龄实施国家免疫计划、提供乙肝病毒疫苗。
- 接触者如果未接种过乙肝病毒疫苗或只部分接种过乙肝病毒疫苗，除了接种乙肝病毒疫苗外，如果可能的话，还可以考虑注射乙肝免疫球蛋白。发生接触后，短时间内注射乙肝免疫球蛋白可以通过被动免疫提供保护。
- 根据操作指南，在感染 HCV 时，个人应得到咨询服务；在发生血清检测结果转阳时，应得到专科医师治疗。

4.5 呼吸道疾病暴发期间医护人员对急性呼吸疾病的职业安全与健康保护

WHO 关于医疗机构流行性或有普遍流行倾向的急性呼吸疾病（ARD）感染预防与控制临时指南[43]推荐采取下列措施保护医护人员避免感染 ARD。

ARD 因其暴发性及潜在流行性可能成为国际关注的公共卫生突发事件，包括以下几种。

- SARS。
- 引起人类感染的新型流感病毒。
- 具有潜在可能对公共卫生产生严重影响的新型 ARD。

SARS：SARS 是由 SARS 相关冠状病毒（SARS-CoV）引起的，可感染动物和人类。SARS 的人际传播主要通过飞沫或接触传播，但在较短距离接触中，也可通过不同粒径的感染性呼吸气溶胶传播。

引起人类感染的新型流感病毒：A 型禽流感病毒通常感染禽类，但有时也会感染其他动物和人类，并与人类聚集性案例有关。人类感染病例最多的新型流感病毒菌株是 H5N1。

可能对公共卫生产生潜在严重影响的新型 ARD：纵观历史，感染性疾病在不同人群和地区间传播，而且新出现的感染性疾病很可能会被继续发现。许多感染性疾病都有动物宿主并能在某些情况下感染人类。

保护医护人员避免感染 ARD 的正当性理由包括以下几种。

- 在季节性或大流行性流感暴发期间，医护人员可通过社区接触或医疗机构内接触而感染流感（不一定是接触患者的结果）。一旦被感染，他们将作为传染源向其他医护人员及患者传播病毒，同时使其发生 ARD 并发症的风险增加。
- 当季节性流感疫苗不能预防新型流感病毒如禽流感病毒时，保护医护人员避免感染 ARD 将有助于防止并发感染季节性的人类流感，从而减少诊断上的混乱和不必要的缺勤。
- 从理论上讲，预防季节性流感可能减少已免疫医护人员中感染人群及感染流感病毒的种类。
- 为任何有潜在危险的患者提供医疗服务的医护人员都可能接触这些病原体，应根据需要予以监测和支持。

向医疗机构管理者提供的建议

- 在可能的情况下，为医护人员接种季节性流感疫苗并监测疫苗接种效果。
- 具有潜在 ARD 并发症风险高的医护人员（如孕妇、免疫力低下的人和患有心肺或呼吸系统疾病的人）应该被告知医疗风险，并提供不涉及为 ARD 患者提供护理服务的工作任务。

对管理有潜在可能患 ARD 者的医疗机构的特别建议

- 应当对患 ARD 者提供照护的医护人员进行登记，用于后续接触追踪。
- 应建立医护人员流感样疾病监测系统，并应该将患流感样疾病的医护人员排除在高风险的科室之外（如新生儿重症监护病房）。
- 应建立医护人员健康监护系统，尤其是为可能患 ARD 者提供照护的医护人员，并由有症状的医护人员自己报告。
- 如果当地政策建议进行抗病毒预防，医疗机构管理人员应开发一套系统，给为可能患 ARD 者提供照护的医护人员提供抗病毒预防。如有必要，医疗机构管理人员应与公共卫生官员联系，以协助获得足够的供应，给为可能患 ARD 者提供照护的医护人员提供预防措施，以符合当地的指南。

- 应确保医护人员（特别是照护可能患 ARD 者的医护人员）及时接种新开发的疫苗，以防止感染相应的 ARD。
- 应制定必要方法，向医护人员提供额外支持（如情感支持和家庭支持）。

给照护已确诊的或疑似患 ARD 者的医护人员的建议

- 将医护人员分组专门照顾患者，并定期检查医护人员的体温（如每班工作前）；最后一次接触可能患 ARD 者后监测流感样疾病的症状（咳嗽、喉咙痛、呼吸困难），持续 7 ~ 10 天。
- 如果发热超过 38℃，或出现流感样疾病的症状，医护人员应该立即限制自身与他人的互动，停止工作，远离公共区域，并告知感染控制团队 / 职业健康团队和（或）他们的卫生保健提供者其已出现流感样疾病的症状，并且接触过可能患 ARD 者。

4.6 疾病暴发应对过程中的社区环境职业安全与健康

对疫情的紧急反应包括当地和国际不同组织采取的行动。应对机构包括受影响处于危险境地国家的政府和地方当局、民间团体、私营部门、非政府组织、多边组织、国际金融机构和不同国家的机构。应对的战略目标是阻止疫情、治疗感染者、确保基本服务、保持稳定和防止在其他国家暴发。除了埃博拉病毒病和霍乱等专门治疗机构外，这些活动是在不同的照护场所进行的，包括家庭，保健中心，在空运、海运和陆路运输期间，以及在前往国家或地区的入境点。除了医疗机构的医护人员外，其他类别的劳动者也有很高的感染风险。

本节描述在疫情应对最典型的社区环境中预防职业感染的要求，在那里，应对活动会对应急救援者产生职业安全与健康风险及危害。

4.6.1 社区工作（如社会动员、接触者追踪、个案调查）

社区工作，如个案调查、接触者追踪和社会动员，存在接触未发现病例的高风险，并对医护人员产生造成感染的高度职业卫生风险。因此，在开展社区工作时，必须采取下列保障措施。

- 在社会动员活动和访谈期间，应避免握手及其他任何社会交往接触。
- 应提供可用的个人防护用品，如防渗工作服、口罩、护目用具和检查手套、靴子和手卫生用品（最好是含乙醇的洗手液）。
- 在应急响应者和被访谈者之间应该保持超过 1 米（约 3 英尺）的距离，即使对方看起来没有生病。
- 应避免任何与被问诊者和环境的身体接触。
- 当已采取这些防范措施，则在对无症状者问诊时（如无发热、腹泻、出血或呕吐），不要求佩戴个人防护用品。
- 接触任何疑似病例和可能受到污染的环境后，以及离开在社区内进行接触者追踪和个案调查问诊地点后，应进行手卫生。

4.6.2　用于接送患者或搬运遗体的救护车和其他车辆

运送患有高度传染性疾病患者的人有通过接触患者体液发生感染的风险。运送高度传染性疾病死者遗体的人也面临危险。清洁和消毒车辆的人同样面临感染的风险。

应采取下列控制措施。

- 与疑似患者或已诊断患者有直接身体接触的应急救援者（如帮助患者进入救护车，在运输过程中为患者提供照护）应使用适当的个人防护用品。
- 如患者没有呕吐或出血，也没有腹泻，个人防护用品至少应包括手套、口罩和长袍。
- 如果患者有呕吐、出血或腹泻，或在处理遗体时，个人防护用品应包括衣裤相连的工作服或全面保护，即双层手套、口罩（如 N95）、防渗服（或在防渗服外面套上防渗透围裙）、护目用具（护目镜或面罩）、靴子或有鞋套的闭合鞋。
- 要求咳嗽的患者戴上口罩。
- 在将遗体装入车辆前，遗体应放在一个双层塑料袋中。每个遗体袋的外表面应使用适当的消毒剂（如 0.5% 氯溶液）擦拭，然后密封，并贴上高传染性物质的标签。
- 在为一名呕吐、出血、腹泻的患者提供帮助后或装载遗体后，应随时更换并安全处置个人防护用品。
- 应根据指示和象形图穿戴个人防护用品，并小心地脱除个人防护用品。在脱除个人防护用品时，应小心避免弄脏的物品（如手套、长袍）接触脸部任何部位（如眼睛、鼻子或口）或不完整的皮肤。
- 使用后的个人防护用品应置于存放具有高度传染性废物的专用容器或塑胶袋内。
- 应急救援者在接触患者的血液和体液后，触摸被污染的表面、物品或设备后，以及脱除个人防护用品后，应使用乙醇洗手液或肥皂和水进行手卫生。
- 驾驶或搭乘车辆的人不需要配备个人防护用品，但司机或乘客不得触摸任何患者或陪同患者的任何人，也不得帮助装载或处理遗体。
- 用于运送患者的救护车和其他车辆应定期（至少一天一次）用标准洗涤剂/消毒剂（如 0.5% 氯溶液）清洗和去污。如果表面被血液或体液弄脏，应立即清洗和去污。
- 用于运送患者的救护车和其他车辆应随时备有手套、口罩和全套个人防护用品、乙醇洗手液、垃圾袋、尸袋、水箱、纸巾、洗涤剂和消毒剂。救护车操作人员应接受培训以确保这一点，并接受使用呼吸器所需的健康测试。

4.6.3　尸检

对因疑似感染性疾病（如霍乱、埃博拉病毒病或马尔堡病毒病）而死亡的患者的尸检应仅限于基本的评估，并应由经过培训的人员进行 [37]。在进行尸检时，须采取下列防范措施。

- 应咨询感染预防与控制专业人员，以做出任何关于尸检的决定。
- 对这些患者遗体的尸检应限于必要的评估，并应由经过培训的人员进行。
- 实施尸检的人员应穿戴全套个人防护用品。
- 此外，对已知或疑似出血热或其他急性呼吸疾病病例进行尸检的人员应佩戴防颗粒物呼吸器（如 FFP2 或 EN 认证的等效物，或美国国家职业安全与健康研究所认证的 N95）或动力空气净化呼吸器（PAPR）。
- 脱除个人防护用品时，应避免被污染的手套或设备与面部（如眼睛、鼻子或口）直接接触。
- 脱除个人防护用品后，应立即进行手卫生。
- 将标本放置在标识清楚、非玻璃、防渗漏的容器中，直接送到指定的标本处理区域。
- 在运输前，应将标本容器的所有外表面彻底消毒（使用有效的消毒剂）。
- 应小心将待处理的人体组织或体液放置于标记清楚的密封容器中，以便焚烧。

4.6.4 安全并有尊严的埋葬

遗体造成的危害

遗体管理人员、遗体喷淋人员、技术监督员、家人和社区联络员由于直接接触遗体、衣服、被褥或其他表面／物体上的体液，有接触病原体的风险。其他风险因素还包括穿戴全套个人防护用品在室外工作时产生的热应激、来自死者家属和社区成员的暴力伤害、人工搬运（遗体和棺材）时产生的不良工效学问题，以及处理人类遗骸和目睹人类痛苦时产生的心理压力。

死于霍乱、埃博拉病毒病或马尔堡病毒病等高度传染性疾病的人的遗体具有高度传染性，需要由经过适当培训并配备有适宜装备的专业团队埋葬。WHO 推荐的安全埋葬[44]包括以下 12 个步骤。

步骤 1：出发前检查团队成员的组成及消毒剂的制备。
步骤 2：配备所有必要设备。
步骤 3：抵达病故者家中，与病故者家属一起准备葬礼并评估风险。
步骤 4：穿戴好全套个人防护用品。
步骤 5：把遗体装入尸袋。
步骤 6：把尸袋放入棺材，符合风俗要求。
步骤 7：清洁病故者家庭环境。
步骤 8：脱除个人防护用品，处理好废弃物，进行手卫生。
步骤 9：将装有病故者遗体的棺材或尸袋运送至墓地。
步骤 10：埋葬到墓地：将装有病故者遗体的棺材或尸袋放入坟墓。
步骤 11：埋葬到墓地：让社区成员参与祈祷，以消除紧张关系，为团队和社区成员提供一段和平相处时间。
步骤 12：返回医院或团队总部。

埋葬团队应包括七名成员：四名负责遗体管理（穿戴全套个人防护用品），一名负责喷雾器（穿戴全套个人防护用品），一名技术主管（不穿戴个人防护用品），一名负责与病故者家属和社区成员沟通（不穿戴个人防护用品）。团队还应使用尸袋、消毒剂和交通工具。

需要配备的基本材料包括以下几方面。
- 手卫生：乙醇洗手液（推荐）或干净自来水、肥皂和毛巾（推荐）或 0.05% 氯溶液（当无上述推荐选择时可选择）。
- 个人防护用品：一副一次性手套（未经灭菌，双手通用），一副重型手套，一套一次性工作服（如 Tyvec 套装），防渗透塑料围裙，面部防护用具（护目镜和面罩），鞋子（建议穿橡胶靴，如无，建议穿鞋底防穿刺鞋和一次性套鞋）。
- 废物管理：消毒剂、手动喷雾器（0.05% 氯溶液）、背式喷雾器（0.5% 氯溶液）、防渗漏防穿刺锐器盒。

推荐处理死于埃博拉病毒病等高度传染性疾病患者遗体的感染预防与控制的措施[44]包括

以下几种。

- 在疫情暴发期间，只有经过培训者才能处理遗体。
- 在处理死于埃博拉病毒病或马尔堡病毒病患者的遗体时，医护人员、病故者家属和埋葬团队队员应遵守医护工作标准防范措施，包括在处理疑似出血热或已诊断为出血热病例的遗体时使用全套个人防护用品，遵守手卫生，遵循直接接触感染者的血液、体液和其他材料后的标准防范措施，尤其是表面喷溅。

应尽量减少处理遗体的工作。原则上应遵守推荐的方法，但考虑到文化和宗教问题时，可以适当调整。

- 在戴手套之前、脱除个人防护用品后，应立即进行手卫生。
- 封闭所有自然腔道。将遗体放入双层尸袋中，用合适的消毒剂（如 0.5% 氯溶液）擦拭每只尸袋的表面，密封后，贴上高传染性物质标识。立即把遗体转移到太平间。
- 在收集遗体时应穿戴个人防护用品，在收集、将遗体放入尸袋、将尸袋放入棺材的过程中，也应穿戴个人防护用品。只有将遗体安全放入棺材里，才可以脱除个人防护用品，并且应在将遗体安全放入棺材后立即脱除个人防护用品。
- 不应对遗体做喷涂、清洗或防腐处理。任何为准备"干净的葬礼"而清洗遗体的做法都应被禁止。
- 如果只是驾驶或乘坐收集遗体的车辆，而不参与处理疑似或已诊断为出血热病患者的遗体时，司机和乘客都无须穿戴个人防护用品。
- 抬棺材者必须戴上厚厚的（重型）手套。
- 在用密封的、防渗漏的材料包裹遗体后，如可能，应该将遗体放入棺材里，并及时掩埋。
- 强烈建议根据当地习俗对这些病故者的坟墓予以区分。

病故者家属和社区成员对埋葬过程非常敏感，这可能成为麻烦甚至公开冲突的根源。因此，在开始任何程序之前，家属必须充分知情有尊严的葬礼程序及宗教和个人权利，以示对死者的尊重。在埋葬开始前，要确保有家属的正式同意。若未获得家属书面同意，切勿埋葬。

应使用担架运送遗体。团队人员应充足，这样至少可有四人搬运遗体。组织安排搬运遗体工作时应该留有时间，以使团队成员脱除个人防护用品后能够休息并适量饮水。

4.6.5　出入境口岸、陆路口岸、机场和海港

机场、海港和陆路口岸出入境的劳动者提供的服务包括文件管理、国际旅行者体温扫描和健康评估，以及行李、货物、集装箱、运输工具、商品和邮包的处理。入境和出境处的劳动者的危险因素包括接触国际旅行者的体液，以及被污染的表面和衣服[45]。

- 对乘客进行安检的劳动者应配备与工作任务风险评估相适应的个人防护用品。个人防护用品至少应包括一次性手套。劳动者应避免触摸到旅客，并应尽可能保持 1 米的安全距离。
- 劳动者应使用肥皂和水或乙醇执行手卫生。
- 为患者或可疑旅客进行健康评估的医疗或公共卫生劳动者，应配备个人防护用品，包括一次性手套、长袖防渗工作服、面罩、护眼用具（如护目镜或面罩），以及有鞋套或胶靴的闭合鞋。如果长袍不防渗透，口罩、眼罩和防渗透围裙就非常重要了，特别是如果有血液或体液喷溅的风险时（如患者呕吐、出血或腹泻）。
- 在处理疑似病例时，负责出口筛查的劳动者应接受有关如何正确使用个人防护用品和

感染控制方面的培训，并且必须使用肥皂、自来水或乙醇洗手液和一次性毛巾进行手卫生。

- 入境和出境处劳动者，包括货物处理劳动者，不得自行处理明显沾有血液或体液的包裹。

4.6.6 飞机

若疑似或已诊断患有高度传染性疾病的患者乘坐飞机前往遥远的地区或国家，会给如何控制疾病避免传播到未受疾病影响的地区或国家带来巨大挑战。鉴于这种情况，对机场地面人员和机组人员进行适当培训，并且在飞机上配备符合国际民用航空组织（ICAO）指南要求的病例管理 / 直接接触的医疗和普遍预防工具包显得尤为重要。在入境和出境处，机组人员应遵循国际航空运输协会（IATA）关于管理飞机上传染性疾病的标准操作规程，具体指导措施如下所示[46]。

处理飞机上的疑似入境传染性疾病患者

- 根据 IATA 的指南，疑似病例的定义包括发热（体温达到或超过 38℃ /100 ℉），出现一个或多个下列症状或体征：出现明显不适、持续的咳嗽、呼吸障碍、持续腹泻、持续呕吐、皮疹、既往无损伤却出现瘀伤或出血及近期发生的意识模糊。

- 如果空乘人员发现飞机上有疑似传染病患者，机组人员应告知在途空中交通管制员，后者将继而告知目的地机场的空中交通管制员。所传送的资料应包括航班号、出发地、目的地、预计抵达时间、航班上人员数及疑似病例数等详情。目的地航空交通管制员应根据当地规定将具体情况告知当地公共卫生当局。飞机抵达前的时间可能允许当地公共卫生当局进行远程风险评估，通常通过航空公司运营控制中心或地对空医疗顾问间接进行。主动风险评估可决定是否需要任何公共卫生响应，并允许在飞机抵达之前启动当地应急响应方案中的措施，从而将延误降至最低。因公共卫生当局处理疑似传染病患者所引起的乘客和（或）航班的延误时间，最长不能超过一小时。

根据 IATA 建议的操作程序，在飞机上应立即采取下列措施。

- 如可能，调整其他乘客的座位，让他们远离有症状的乘客，最好把患病乘客放在厕所附近，供其单独使用。

- 如果患病乘客有呼吸道症状（如咳嗽或打喷嚏），应戴上医用口罩（如耐受），盖住其口鼻。如果患病乘客不能耐受口罩，应向其提供纸巾，并要求其在咳嗽或打喷嚏时捂住口鼻，并在咳嗽或打喷嚏后洗手。

- 为患病乘客提供一个塑胶袋，用来盛放用过的纸巾，如果患病乘客恶心或想呕吐，应为其提供呕吐袋。

- 将被污染的物品（患病乘客用过的纸巾、口罩、床单、枕头、毯子、座椅袋等）放入生物危害专用包装袋里（如有）；如果没有，则使用密封塑料袋盛放上述物品并贴上"生物危害"的标签。

- 将与患病乘客的直接接触限制在最低限度。应只有一名机组人员（或两名机组人员，如果生病的乘客需要更多的协助）照顾生病的乘客，这名机组人员最好是已经与该乘客有过直接接触的机组人员。这名机组人员或其他任何与患病乘客有过直接接触的人都应采取普遍预防措施，他们应佩戴手套，在脱下手套后应进行手卫生。

- 指导机组人员在与患病乘客或与其个人物品或任何可能被血液或体液污染的物体 / 表

面发生任何直接接触后和摘掉手套后进行手卫生：用含乙醇的洗手液洗手20～30秒，如果双手看起来很脏，应用肥皂和水冲洗双手40～60秒。如果戴手套的手明显沾有体液／呕吐物，应在患病乘客所在的位置就将手套摘除，并立即进行手卫生。协助患病乘客的机组人员应佩戴适当的个人防护用品，以便在必要时协助患病乘客和进行飞机上的清洁工作。

- 飞机抵达时，医护人员应评估疾病是否有可能传染给飞机上的其他乘客和机组人员。在绝大多数病例中，上述飞机上的疑似传染病病例可能是由疟疾等疾病或普通流感[47]等风险小的疾病引起的。
- 如果调查得出结论，患病乘客的症状与某传染性疾病相符，且过去曾在受该传染性疾病影响的国家有过接触风险，如果其他乘客和机组人员曾直接接触患病乘客的体液或受到严重污染的物体，则他们可能面临风险。根据接近目标患者的情况，应考虑采取以下流行病学措施。

追踪报告发生过直接接触的乘客和机组人员

为了收集这些信息，任何关于航班上重大事件的记录都应该从航空公司获得。对与目标患者有直接身体接触的共同旅行者和机组人员，以及与目标患者邻座的乘客（在侧、前或后，包括过道对面）应进行接触追踪。

清洗被污染的飞机

如果目标患者在离开飞机后被怀疑或被确诊，也应对清理目标患者所在区域和座位的劳动者进行接触追踪。应评估通过接触追踪确认的乘客、机组人员和清洁人员的具体接触水平。对高危人群的被动体温（如发热时才监测体温）和症状监测或主动自我监测（如每天两次定期测温）应持续到最长的潜伏期（病毒性出血热如埃博拉病毒病，监测21天）。

4.6.7　船舶

IHR 中的范本《海洋健康宣言》[48]提出的问题包括出现以下症状时，怀疑存在传染性疾病。

（1）发热，持续数天或伴有：①虚脱；②意识减弱；③腺体肿胀；④黄疸；⑤咳嗽、气短；⑥不同寻常的出血；⑦瘫痪。

（2）有或无发热：①任何急性皮疹或出疹；②严重呕吐（晕船除外）；③严重腹泻；④复发性抽搐。

船舶劳动者的主要危险是接触乘客或船员的体液，或接触被体液污染的表面和衣物。关键控制措施如下所示。

- 与乘客或船员保持安全距离（1 米）；处理文件时佩戴手套。
- 避免触摸和直接接触可能被体液污染的物品、表面和衣物。经常进行手卫生。
- 确保船的业主、医生或指定的负责船上健康问题的船员全面知情，并接受过培训，内容包括病毒性出血热如埃博拉病毒病的风险，船员应采取的预防病毒感染的防范性和保护性措施。
- 船舶劳动者应遵循旅行和运输风险评估的建议：公共卫生主管部门和运输部门的临时指南[45]。

给船舶营运人员的指南

如果乘客在船上出现与病毒性出血热（如埃博拉病毒病）相似的症状（发热、虚弱、肌肉疼痛、头痛、喉咙痛、呕吐、腹泻、出血），必须采取以下防范措施。

- 关闭感染者所在的舱门；如无，请将其留在船上的隔离室。
- 将病毒性出血热（如埃博拉病毒病）的风险信息提供给准备去照顾患者或准备进入患者舱或隔离室的人员。
- 保存所有进入客舱或隔离室的人员的记录；除非诊断测试报告为阴性，否则所有人员都应被视为接触者。
- 确保医护人员进入机舱或隔离室为受感染的人提供护理或清洁机舱时穿戴下列个人防护用品。
  - 非无菌检查手套或手术手套；手套（保洁人员最应使用重型 / 橡胶手套）。
  - 在与感染者近距离接触和（或）可能会接触血液或体液时，需穿着一次性防渗透长袖长袍，以遮盖衣物及外露皮肤，佩戴医用口罩及眼部护具（眼罩、护目镜或面罩）；如无上述个人防护用品，则应在防渗透的长袍外面系上防渗透围裙。
  - 橡胶靴或密封式、防刺穿和防渗透的套鞋。
  - 在离开机舱或隔离室之前，应将个人防护用品摘除，摘除时应避免直接接触被污染的物品及面部的任何区域。
- 照顾隔离人员的劳动者在手上有明显脏污时、佩戴手套前、直接接触受感染的乘客或其个人物品或任何可能被其血液或体液污染的物品 / 表面后，以及摘除个人防护用品后，应使用含乙醇的洗手液搓洗手部20 ~ 30 秒或用肥皂和水洗手60 秒[49]。

WHO 关于船舶上急性呼吸疾病如 H1N1 流感等的预防和控制指南如下所示[50]。

- 如果船上有过或仍有一些有流感样症状的旅客，船舶业主应努力将准备下船的患病旅客和疑似患病旅客与即将上船的旅客分开。可能需要使用单独的大厅来防止人与人之间的传播。如果两组乘客被迫使用同一区域，应在上一批乘客下船离开后及下一批乘客上船前，有效清洁该区域。
- 如会员国有要求且可在船上实现，船舶业主可指定一名医疗干事或经过培训的船员负责实施基本的健康预防控制措施及应急医疗救治。
  - 在机组人员中开展积极监测（发现患者），一旦出现有经确认为流感样症状的人时能及时确认为新病例，并监测其活动。
  - 提高乘客和机组人员对 2009 年大流行性流感（H1N1）症状和体征、感染并发症，以及手卫生和社交咳嗽礼仪等感染控制措施的意识。
  - 促进手卫生及咳嗽礼仪。
  - 及时、适当收集监测情况数据，并在必要时和可能时，每天向船舶业主报告。
  - 每天检查乘客和机组人员的医疗记录日志，以评估疾病趋势，并提醒船长有必要调查和控制疫情暴发。

4.6.8 出租车和公共交通工具

在传染性强的传染性疾病（如流感、EVD、马尔堡病毒病等）密集传播的国家，出租车（货车、汽车、摩托车）司机接触咳嗽或打喷嚏乘客，或接触其体液，尤其是司机协助乘客进入车辆时有发生感染的风险。疾病的传播也可能来自放置在座椅或车辆表面的被体液污染的衣物或物品。

控制措施包括通过询问乘客最近的疾病或前往医疗机构就诊的情况，以确定可能的或已确诊的埃博拉病毒病病例，并观察乘客的症状或体征（如出血、没有帮助无法站立或移动）。

切勿直接接触可能的或已确诊的埃博拉病毒病患者或他们的财物。尽快用漂白剂对车辆进行消毒，劳动者应穿戴全套个人防护用品消毒车辆。

社会动员应用于社区居民教育，出租车或公共交通工具不能用于运送出现埃博拉病毒病等病毒性出血热症状的患者，相反，应直接联系医护人员，并使用私人车辆将患者送往医疗机构。

在病毒性出血热传播广泛及密集的地区，应建议出租车司机做到以下几点。

- 在汽车前后座椅之间设置隔断。
- 避免与乘客握手。
- 经常使用水、肥皂或以乙醇为基础成分的洗手液进行手卫生，特别是在接触表面或沾有血液和体液的物体后（即使佩戴手套）。
- 用塑料布盖在后座上，如果被血液和体液弄脏，应立即更换，并放在密封的垃圾袋内处理（要这样做时应戴手套）。
- 携带乙醇类洗手液、手套、垃圾袋、纸巾和消毒剂。
- 如果司机曾直接接触过可能患有病毒性出血热如埃博拉病毒病的患者（身体直接接触过患者，或患者的血液或体液），应立即向卫生保健机构/当局求助。

4.6.9　废水处理工

在受感染者的粪便和尿液（排泄物）中可能发现致病微生物，如埃博拉病毒、霍乱弧菌和钩端螺旋体病病原体。与排泄物直接接触的废水处理工应采取预防措施，包括手卫生和穿戴个人防护用品。废水处理工包括医疗卫生机构中的废水处理工、废弃物运输工、污水处理工及从特定医疗机构和受影响社区接收污水的污水处理厂的操作工。

处理废弃物的劳动者的基本卫生要求

- 处理人类排泄物或污水时，避免吸烟、嚼烟草或口香糖。
- 用干净、干燥的绷带包扎溃疡、伤口。
- 如不慎有人类排泄物或污水溅入眼睛，请用安全的水轻轻冲洗眼睛。
- 使用防渗透手套，防止割伤和直接接触人类排泄物或污水。
- 在废弃物处理场所及运送人类排泄物或污水时，应穿上胶靴，并于离开废弃物处理场所前脱掉胶靴及工作服。
- 每天用 0.05% 氯溶液（1 份家用漂白剂加入 100 份水）清洗被污染的工作服。
- 遵循手卫生程序。
- 用餐前脱掉工作服，在指定地点用餐，活动时远离人类排泄物和污水。

处理污水和废水的劳动者的个人防护用品

在处理污水和废水时，应穿戴的个人防护用品包括以下几类。

- 防护面罩或防溅面罩，保护口鼻免受人类排泄物或污水的喷溅。
- 护目镜，保护眼睛免受人类排泄物或污水的喷溅。
- 防渗透工作服，防止人类排泄物或污水污染衣物。
- 防渗透手套，防止直接接触人类排泄物或污水。
- 橡胶靴，防止直接接触人类排泄物或污水。

4.6.10 喷洒杀虫剂以控制病媒

在登革热、黄热病和疟疾等媒介传播疾病暴发的情况下，病媒控制可能是应急反应的关键组成部分。在洪水、海啸和飓风之后，以及在为受灾害影响的社区居民提供临时住所的常规活动中，也可能需要病媒控制。控制蚊子的方法包括空间喷洒杀虫剂、施用杀幼虫剂，以及某些情况下在室内喷洒后效杀虫剂（适用于选定的室内表面，如墙壁或家具下面）。

控制病媒的劳动者在打开容器、混合和装载喷雾溶液、用手提或车载设备喷洒杀虫剂产品、清洗和保养喷雾设备及处理空容器时都会接触杀虫剂。高浓度杀虫剂的溢出、飞溅和泄漏可能导致杀虫剂的意外接触。

WHO 在《寨卡病毒暴发期间喷洒杀虫剂劳动者临时防护指导意见》中的建议 [51]

- 规划保护措施，如确定关于购买、使用和应用农药的有关国家法规、成分及其潜在健康影响的信息，并通过全球协调的危害交流系统 [52] 获取信息。
- 保护操作者的健康和安全，如提供防护设备（覆盖手臂和腿部的棉质全身工作服、橡胶防化防护手套、宽檐帽、防化护目眼镜或面罩、橡胶靴和耳罩）。
- 喷洒杀虫剂时尽量减少操作者和居民的接触。
- 强制培训劳动者安全使用杀虫剂。
- 严格的个人卫生，如定期清洗、更换衣物和清洗设备。
- 在安全、妥当处存放和配制杀虫剂，并符合制造商的标签建议。
- 对喷雾器操作者进行健康监护。
- 杀虫剂急性中毒的处理，如发生接触后应尽快进行皮肤和眼睛的急救和去污（清洗）、接触后治疗（没有具体治疗方法；对症治疗，并应防止进一步被吸收）。

施用杀虫剂时采取的措施

- 每天就保护劳动者健康和安全工作的措施做简报。
- 施用杀虫剂及杀幼虫剂期间，严禁吸烟、进食、饮水。
- 使用适宜的个人防护用品。
- 使用正确的设备操作程序，确保农药喷洒作业期间无泄漏。
- 喷洒设备操作 25 小时后，要进行重大维护，更换配件后要重新校准。
- 使用半自动稀释机进行水稀释喷雾。

个人防护用品的选择取决于与不同任务相关的职业安全和卫生风险。个人防护用品的选用必须符合国家农药使用规定，必须考虑制造商的建议。

处理和喷洒杀虫剂时所使用的个人防护用品

处理浓缩杀虫剂产品，倒出、混合或配制喷雾液体及使用灌装设备时应穿戴以下个人防护用品。

- 覆盖手臂和腿部的全身性棉质工作服（应每天给每名劳动者提供两套，以便在潮湿情况下更换）。
- 橡胶防化防护手套。
- 宽檐帽。
- 防化护目镜或面罩。
- 橡胶靴。

此外，当使用手提装置及装有喷雾机的车辆进行喷雾时，应佩戴空气净化半面罩式呼吸器，空气净化半面罩式呼吸器需配备有机蒸汽盒，并配备气溶胶及颗粒物滤膜（如 N95、

R95 或 P95 滤膜），并需根据制造商的指示定期更换呼吸器滤膜。

当施用微生物杀幼虫剂和生长调节剂时应穿戴以下个人防护用品。

- 工作服。
- 橡胶手套。
- 处理颗粒性药物时使用防尘口罩。

存放和处置杀虫剂

用于空间处理或杀幼虫时使用的所有杀虫剂应存放在安全、妥当的地方，并按照制造商的标签建议存放。喷雾或杀幼虫后，喷雾装置内不得弃置未用过的稀释杀虫剂，也不可贮存。未使用的稀释杀虫剂、空容器和小袋应按照国家指南和规定及制造商的建议进行处理。空容器应用同样的溶剂（如煤油、柴油、水）冲洗三次，并在处理前使其失效。冲洗空容器的溶剂可用于准备后续的喷雾剂，或者按照国家标准处理。

去污

- 应脱掉所有被污染的衣物，防止进一步吸收。然后用肥皂清洗受污染的皮肤，并用大量的水冲洗。如果眼睛受到污染，应该用手指轻轻打开眼睑，用干净的自来水冲洗结膜（眼结膜）几分钟。要小心，从一只眼睛流出的水不能进入另一只眼睛。
- 发生接触后应尽快对皮肤和眼睛进行冲洗去污，去污后应及时就医。在全球化学品协调系统信息中可查阅到应采取不同具体措施处理不同杀虫剂的去污措施。

岗前检查

- 所有操作者都应经过健康预评估，以确定是否有任何有禁忌者正在使用特定杀虫剂。
- 健康预评估应包括体格检查、病史、职业史、综合代谢类指标（血糖、电解质和体液平衡、肾功能和肝功能）、胆碱酯酶红细胞/血浆基线测试（适用于使用有机磷和氨基甲酸盐者）和肺功能测试（适用于要求佩戴呼吸器的人）。
- 工作中涉及有机磷和氨基甲酸盐可能引发先前存在的消化性溃疡、支气管哮喘、贫血、中枢神经系统退行性疾病、慢性结肠炎，以及有精神病病史或有证据证明患精神病、使用胆碱酯酶抑制药物治疗的重症肌无力和青光眼等患者的并发症。

医学监护

- 必须做出安排，以确保任何接触者都能很容易地向主管报告任何症状，主管负责将该信息呈送医务官。特别需要注意的是，任何与特定杀虫剂中毒的确认的体征和症状无关的异常疾病都应记录下来，并向相关的卫生主管部门报告。
- 应实施监测，发现接触者的任何微细的神经效应，如丧失阅读能力和注意力。除了临床监测外，还可进行定量生化测试，评估其就业前和就业期间的定期接触程度。
- 因职业接触杀虫剂而致操作者及其他人员急性或慢性中毒的所有病例，应按照国家现行惯例和法规向主管机关报告登记职业病及工伤，并进行赔偿。

（翻译：石春兰；审校：张　敏）

第 5 章

化学事故中的职业安全与健康

5.1 对化学事故的应急

世界上大多数地区经常发生不同规模和后果的化学事故。这些事故可能由技术事故、自然灾害或蓄意行为所致。化学事故可能与向环境中排放化学品有关（如爆炸、容器泄漏或非法倾倒废物），也可能涉及食品、饮料或药物等产品的掺假或污染。本章内容适用于向环境中排放化学品所致的化学事故。一些具体的化学事故见表 5-1。

据报道，在 2000 ~ 2009 年，全世界发生了近 3200 起技术灾难事故，约有 10 万人丧生，150 多万人受影响。这些化学事故与化工厂因爆炸和泄漏、自然灾害、倾倒有毒废物、冲突和恐怖主义事件而排放的化学品有关。表 5-1 列出了 2000 ~ 2012 年发生的一些重大化学事故的案例。

表 5-1 2000 ~ 2012 年重大化学事故案例

时间	地点	事故描述	后果
2003 年	中国	气井井喷释放出大量硫化氢	243 人死亡，4000 多人受伤，6 万多人疏散转移
2006 年	科特迪瓦	阿比让市倾倒有毒废物	10 人死亡，数千人患病
2005 年	中国	工厂发生爆炸和火灾，将约 100 吨污染物释放到松花江，进而影响中俄界河	8 人死亡，数百万人连续几天正常用水受到影响
2008 年	中国	牛奶和婴儿配方奶粉掺杂三聚氰胺	截至 2008 年 12 月底，累计报告患儿 29.6 万人，住院治疗 52898 人
2010 年	尼日利亚	使用粗粉生产技术，在铅普遍存在的地区进行非正规金矿开采，导致铅中毒	400 多名儿童中毒死亡，许多社区受到影响
2010 年	匈牙利	铝厂污泥库爆裂，污染物排放到附近的村庄和跨越国际边界的多瑙河	水库污泥腐蚀造成至少 9 人死亡，150 人受伤
2010 年	美国	墨西哥湾深水地平线石油钻机爆炸	爆炸导致 11 人死亡，对公共卫生者、其他劳动者和住在海岸线附近的志愿者造成轻伤并对健康产生影响，也可能造成长期影响[53]
2012 年	韩国	谷米一家化工厂释放 8 吨氟化氢	5 人死亡，至少 18 人受伤，当地居民撤离，庄稼被毁，被宣布为特别灾区[54]

资料来源：WHO，2008 年 .《国际卫生条例（2005）》[55]。

5.2 化学品的职业安全与健康危害及风险

WHO 出版的《化学事件公共卫生管理手册》将化学事故定义为"化学品意外地从容器中不可控地释放"。公共卫生化学事故被定义为公众中两人或以上接触（或威胁被接触）化学品[56]。化学事故可能是在有限时间内快速释放化学品的突发事件，也可能是几天甚至几年内持续释放化学品的慢性事件。

重大工业事故可能是由大量蒸气或易燃气体爆炸、火灾或有毒物质释放引起的。工厂所释放的常见的有毒物质包括氯、氨、硫酸、氯化氢、光气和硫化氢。例如，1984 年 12 月，印度博帕尔的一家化工厂因安全阀和其他安全控制装置失灵，将有毒的异氰酸甲酯气体释放到空气中。在通过管道或者通过铁路、公路和水路运输气体的过程中，也会释放化学品。

化学事故以多种方式影响着人们，具体包括以下几种。

- 化学品的毒性作用。
- 火灾的影响。
- 爆炸的影响。

化学品的毒性作用

化学品通过皮肤、眼睛、肺或消化道进入人体内。其吸收程度会受到一些因素的影响，如化学品的性质、接触途径、持续时间及年龄（幼儿的吸收率高于成人）。温度等环境条件也可能通过改变化学品的物理状态而影响吸收。在应急状况下，最可能的接触途径是吸入、皮肤和眼睛接触。通过肺部的吸收通常很快，而皮肤吸收则慢些。

接触后的毒性作用取决于化学品的毒性、到达并被靶组织吸收的量及影响人群易感性的因素，如年龄、一般健康状况、遗传因素（如新陈代谢慢或快），以及是否同时接触其他化学品。短时间内接触高浓度化学物质足以引起毒性效应；当接触时间延长且剂量率低时，可能由总累积剂量导致毒性。

腐蚀剂、刺激性气体和一些有机溶剂所引起的毒性作用可是局部的（如皮肤、眼睛或呼吸道的灼伤或起疱），也可是全身性的（如铅、汞、有机磷杀虫剂或氰化物引起的毒性）。某些影响（如眼睛和呼吸道刺激或中枢神经系统抑制）可在接触后几分钟或数小时内发生，如神经剂中毒；有些影响（如先天性畸形或癌症）可能在接触后数月或数年才出现。

气体释放的毒性作用

根据对人体健康的危害作用，可将气体分为刺激性气体和窒息性气体。刺激性气体具有腐蚀性，即对皮肤和黏膜等表面组织造成损伤，并引起呼吸道炎症，如氨、氯和硫氧化物。窒息性气体是指那些阻碍体内氧气供应和利用的气体。化学窒息作用通过阻止血液输送氧气（如一氧化碳）或抑制细胞呼吸（如氰化氢）导致死亡。

在火灾中接触化学品

火灾期间对生命的主要威胁包括热损伤、热应激、有毒气体和缺氧。根据燃烧物质的种类不同，产生的烟雾可能为包含许多危险化学品的复杂混合物。典型的成分包括烟灰、一氧化碳、二氧化碳、二氧化硫、氮氧化物、氯化氢、苯酚、甲醛、异氰酸酯、苯和其他。一氧化碳是大多数火灾中产生的主要成分。在含有聚氨酯、尼龙、丝绸和羊毛等材料的火灾中，易产生氰化氢。在发生爆炸的情况下，突然释放化学物质并造成压力效应，导致受伤及与火灾相关的化学损伤和其他损伤。

化学灼伤

化学灼伤可由许多物质引起，如强酸、碱、排放的清洁剂、有机溶剂和汽油。某些情况下，在接触数小时后可能会出现疼痛和发红症状。皮肤烧伤造成的伤害可能比预期的更严重。就像氢氟酸烧伤一样，最初看起来轻微，但如果不治疗，可能会伤及皮肤全层[57]。

国际化学品安全卡（ICSC）数据库[58] 是 WHO、ILO 与欧洲委员会（EC）合作共同建立的，网上可查阅，这些安全卡提供化学品的关键健康和安全信息。

5.3 化学事故期间应急响应者的职业安全与健康管理

本节介绍了化学事故应急响应的一些基本原则，强调了可能引起化学物质接触的应急响应者的作用，以及应急事故响应时应采取的保护措施。

5.3.1 化学品应急状况管理的事故指挥系统

一般情况下，通过事故指挥和控制中心对化学事故有组织的应急响应进行管理。在化学品应急状况下，事故指挥系统的功能是要确保以下任务的实施。

- 应急情况评估。
- 人员救助。
- 危险区域人员的疏散。
- 安全和保障参数的建立。
- 禁区和准入区的设立，仅限于必要的和经授权的应急救援者可进入的危险区。
- 个人防护准则的遵循。
- 火灾等常规有害因素的处理。
- 其他团队的应急救援，如监测和去污。

事故现场的分区

为了管理诸如化学品泄漏之类的化学事故，可以在事故现场周围建立一系列区以控制进入，并建立控制污染的走廊。通常会有以下三个区（图 5-1）。

- 红色区，高温或禁区：这是一个活动或可疑的化学物质排放区。该区应延伸足够远，以防止这个区以外的人员和物品被污染。该区可进行的活动非常有限（如控制排放和营救受害者的行为）。该区不提供去污或患者护理。所有人员应穿戴全套化学防护用品。
- 黄色区，暖区或减污区：该区可能有、也可能没有活性物质主动释放，但所排放化学物质的浓度低于高温区。应急响应者仍然需要化学保护。受害者、应急响应者和设备通常在该区和冷区交界处进行去污。该区存在二次污染风险。

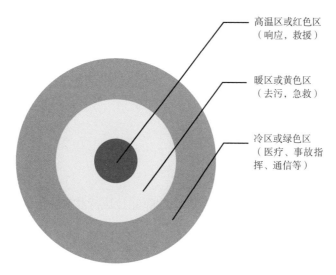

图 5-1　化学事故现场分区

来源：世界卫生组织，2009 年 . 世界卫生组织手册：化学事件的公共卫生管理 . 日内瓦 [56]

- 绿色区或冷区：即该区无污染。在进入该区之前，必须对被污染的受害者、应急响应者和设备进行去污。该区域包含管理化学事故的所有功能（如指挥系统和救护车）。

入口访问控制，即只限于授权人员进入不同区，这是控制应急响应者污染传播的重要措施。

红色区和黄色区的应急响应者应遵循的安全工作规程

红色区和黄色区的应急救援者应做到以下几点。

- 尽量减少接触时间，以达到救生或初步监测的目的。
- 避免与表面或潜在污染物的不必要接触。
- 利用自然通风气流减少接触（如在气体释放的情况下，应站在化学品排放的上风向位置）。
- 确保强制去污。
- 对接触的体征和症状进行脱离后评估。

联合国人道主义事务协调厅（UN-OCHA）建议对从事危险品操作的应急响应者进行指导[59]。

在决定将资源投入受污染场所前，应考虑以下因素。

- 应在危害/风险评估和现场调查的基础上进行风险分析。
- 团队应该评估对于抢救可能存活受害者和死者复苏之间的相关风险。
- 团队还应考虑邻近地区其他需要优先搜救的情况。

一般而言，在评估可疑受污染场地时，应采用如下策略。

- 确保安全的做法：通常在下风处，当液体溢出时，安全处为上斜坡。
- 确保明确的指挥和控制措施已经安排到位，并得到所有人的充分理解。
- 尽可能保护现场，以确保他人的安全。
- 尝试识别污染物（使用联合国编号，危险品或危险化学品代码）。
- 评估潜在危害，并尽量减少环境污染的可能。
- 如果可能，请求帮助（如专家建议，额外资源）。
- 如果在团队的能力范围内，请确保事故现场安全。
- 在确证之前，要做好最坏的打算。

去污操作既可是设备密集型，也可是劳动密集型，因此，在这方面应避免过多利用团队力量。无论何时使用防护服或设备，都需考虑去污对策。

在任何现场进行搜救行动时，团队应考虑以下问题，并在行动期间实施监测制度。

- 氧含量。
- 材料或周围大气的易燃性。
- 毒性水平。
- 爆炸极限。
- 放射性监测。

如下因素可能会影响是否采取搜救行动。

- 空隙情况：如果可以轻易地隔离或减轻危险并且执行此操作，则认为问题得到处理并且将继续进行操作。
- 接触受害者所需的时间：即对接触第一名受害者所需时间的估计。应该包括减轻危险，穿越地板、墙壁、屋顶等所需的时间，并且在必要时支撑进出通道及相关邻近建筑。
- 特殊需要花费时间的信息：将对某些类型的目标危害给予更多的关注和监测，特别是涉及核能、放射性核素、专业军事设施、化学品制造及生物生产或储存的危险。
- 去污：需要仔细规划，以确保具有为包括搜索犬在内的每位成员提供充分去污的适当程序。

在进行检测和监测时应考虑如下事项。

- 作业现场的检测和监测应由团队中指定的危险品专家进行，并应包括以下内容。
  - 为每个指定结构建立安全边界。
  - 为每个指定结构建立清洁入口点。
  - 需制定监测运营期间所遇到的额外空隙或潜在空间的计划。
  - 建立去污场地，包括适当处置污染物的流向。
  - 确保对指定的工具和设备进行去污，包括防护服。
  - 确保指定运输车辆的去污。

5.3.2 个人防护用品

卫生保健机构中处理污染受害者或患者的应急响应者和救援者，可能通过直接接触患者皮肤或衣服上的化学品，或吸入或黏膜接触有毒蒸气危险而接触有毒化学品，因此，应向这些人员提供适当的PPE并对如何正确使用PPE进行培训。PPE的选择等级取决于可能的接触程度和有关化学品的毒性。接触的可能性越大或所涉及化学品的毒性越高，所需的化学防护级别越高。例如，参与控制化学品排放或抢救接触的受害者（如在红区作业的人员）可能需要最高级别的化学保护。如有些患者皮肤接触和吸入有限的化学品，卫生保健人员处理这些患者时可能只需要穿戴围裙和手套。在决定选择合适级别的PPE时，必须在对毒性的充分防护与穿戴高等级防护用品工作时所带来的潜在困难和不适之间取得平衡。根据不同类型，在脱卸PPE前应该进行去污，或者小心地脱卸并安全处置。

PPE 保护等级

在化学应急情况下，第一应急响应者使用PPE的情况由美国职业安全与健康管理局根据所提供的保护程度分为四类[60]。

A级防护：当需要最高级别的呼吸防护，皮肤、眼睛和黏膜保护时，需要穿戴A级保护装备。一套A级防护用品通常包括以下几方面。
- 正压（压力需求），自给式呼吸器（SCBA），或带有逃生SCBA的正压供气式呼吸器。
- 全密封化学防护服。
- 内层防化手套。
- 外层防化手套。
- 钢趾钢胫防化靴（取决于套靴结构，穿在套靴外面或里面）。

B级防护：当需要最高级别的呼吸防护，但皮肤和眼睛防护级别不需要太高时，应选择B级防护装备。B级防护是在通过监测、取样和其他可靠的分析方法进一步查明和确定危险之前，并针对这些测定结果采取相应装备之前，在进入初始事故现场所建议的最起码的防护等级。一套B级防护用品通常包括：
- 正压（压力需求）、SCBA或带有逃生SCBA的正压供气式呼吸器。
- 化学防护服（全身工装裤和长袖夹克、工作服、带帽的双面防化学喷溅服、一次性防化全身工作服）。
- 外层防化手套。

- 内层防化手套。
- 外层钢趾钢胫防化靴。

C 级防护：当已知经空气传播物质的种类及其定量浓度，达到使用空气净化呼吸器的标准，并且劳动者皮肤和眼睛不太可能接触有害物质时，应选择 C 级防护。必须对空气中的有害物质进行定期监测。一套典型的 C 级防护用品通常包括以下几方面。

- 全面或半面罩，空气净化呼吸器。
- 防化服（连体式全身工作服、带帽的双面防化学喷溅服、防化罩及围裙、一次性防化工作服）。
- 外层防化手套。
- 内层防化手套。
- 钢趾钢胫防化靴。

D 级防护：此级防护用品最初仅是用于防止让人讨厌的污染的一件工作服，只要求全身工作服和安全鞋（靴子）。其他个人防护用品（各类手套等）的使用视情况而定。在任何存在呼吸性职业有害因素或皮肤性职业有害因素的工作场所，都不应穿戴此类防护用品。对于直接接触职业有害因素，应穿戴丁腈橡胶或丁基橡胶而不是乳胶手套。此外，应穿戴防化服。如果无法提供防化服，也可穿防液体的工作服或长袍并定期更换。

标准的医用和外科面罩不能保护黏膜免受有毒蒸气的危害，需要用空气净化呼吸器，如装有活性炭过滤器或 SCBA。佩戴 SCBA 要求进行适当的训练、安全测试和适合性测试，并且劳动者只能在限定的期间内佩戴。

5.3.3　应急响应者的去污

在工作过程中被化学物质污染的应急响应者应在第一时间，特别是在离开黄区、接受治疗或离开工作区之前，进行去污。及时有效的去污对于预防有关化学物质引起的急性和长期毒性作用很重要。方框 5-1 列出了去污的基本设备。保护他人（如同事和家人）免受二次污染也很重要。

通常通过物理方法去除化学物质或在某些特定的情况下通过化学灭活来去污，脱掉污染的衣服通常会去除大量的化学物质。去污的方法大致可分为湿法（即使用肥皂和水清洗化学物质）和干法（即使用吸附性材料吸附和擦去化学物质），仅用一种方法很难去除黏性或油性的化学物质。

在卫生保健机构设立去污区域

对接触化学武器患者的临时临床管理：WHO 临时指导文件[61]涵盖了与卫生保健机构中去污有关的下列内容。

- 在指定区域进行去污，并提供清洁材料，如水、肥皂和海绵。去污区应当明确标明接收污染人员的区域（预去污区）和进行去污的区域。此外，在洁净区，应急救援者可穿着便服并在必要时接受治疗。在该区只能沿着一个方向活动，即从预去污区到去污区再到洁净区。
- 去污区包括不确定种类和数量的有害物质，以及可能存在被污染的受害者、设备或废物的任何区域。该区的应急救援者可能会接触到被污染的受害者，以及他们的随身物品、设备或废物。这一区域包括但不限于以下区域：被污染的受害者最初分诊和（或）确诊的区、受害者的预去污等待区、真正污染区和受害者去污后的检查区，这个区通常会在急诊室门口。在其他文献中，该区有时也被称为"暖区"。

- 去污后区被认为是未被污染的区，即在该区域的设备和应急救援者应不会被污染。在接收被污染受害者的医院，医院去污后区包括急诊室（如被污染除外）。该区有时也被称为"冷区"。
- 从事孕妇保健的人员不应在预去污区和去污区工作。

工作周期结束时由健康的劳动者进行去污

如果应急响应者穿着化学防护服，在脱卸之前必须使用肥皂水溶液及软刷从头部开始并向下清洗 PPE，直至污染物被清除。脱卸 PPE 时应从头到脚向下滚动，而不是将其拉到头上来。在脱掉其他 PPE 后，移除 SCBA，并将所有脱卸的 PPE 放在带标签且耐用的聚乙烯袋中。然后，该劳动者应进行淋浴，注意用肥皂水清洗所有部位，包括皮肤褶皱，然后穿上干净的衣服。

如果应急响应者穿着其他类型的 PPE，应小心脱卸，避免将其拉到头上，并将脱卸的衣服放在带标签且耐用的聚乙烯袋中，以便后续清洁或作为危险废物处理，具体情况视所涉及的化学物质而定。然后，该劳动者应进行淋浴，注意用肥皂水清洗所有部位，包括皮肤皱褶，然后穿上干净的衣服。

被污染 / 残疾人员的去污

如果应急响应者因被污染或创伤而导致残疾，必须由他人按照以下程序对其进行去污。

- 应在进入医疗机构之前进行去污。
- 应小心脱去衣物，以免污染身体未接触的地方。如必要，应将衣服剪掉。
- 应由经专业培训并穿着适当 PPE 的应急救援者进行去污并监督。
- 应根据当地资源和情况来确定使用干法还是湿法进行去污，有关冲洗—擦拭—冲洗工艺后面会有详细介绍。
- 去污可能需要伴随其他工作，如伤检分类和医疗复苏。
- 被污染的材料和衣物应作为危险化学废物做安全处置。

采用冲洗—擦拭—冲洗工艺进行应急去污

在操作过程中应注意以下方面。

（1）皮肤上的任何液体都应该用干净的吸附性材料（如伤口敷料）吸干，轻轻擦掉任何固体（如粉末）。

（2）被污染部位应用肥皂水轻轻冲洗或清洗（开放性伤口使用生理盐水处理）以稀释污染物并去除微粒。清洗时从脸部开始，一直到脚趾，特别注意清洗皮肤褶皱、指甲、耳朵及头发等部位。其中眼睛应该用大量生理盐水冲洗，因为少量的盐水反而会促进某些化学物质的扩散和吸收。

（3）使用海绵、软毛刷或毛巾轻轻擦拭被污染部位，以去除有机化学物质和石化产品（热水溶性）。必须定期更换海绵和毛巾。

（4）被污染的部位应冲洗干净，清洁后用一次性毛巾轻轻擦干。

记录接触污染者的下列信息。

- 该人员的详细信息（如姓名、年龄、性别、地址及既往疾病史）。
- 接触化学物质的方式。
- 接触时间（天数和持续时间）。
- 接触途径（即空气、土壤或水）。
- 症状，包括发病过程。

- 收集的样本（如生物标志物）。
- 指定和给予的治疗。

方框 5-1　用于化学品应急去污的基本设备

- 剪刀
- 铲斗（5 ~ 10L）
- 海绵，软毛刷（洗衣服）
- 清洁水源（理想情况下为温水），用于冲洗的橡胶软管，生理盐水（用于伤口冲洗，如眼睛和其他黏膜处的伤口），如果可能的话准备蒸馏水
- 液体肥皂，洗涤液，不含护发素的洗发水
- 一次性毛巾，干布
- 大号塑料袋（用于衣物和双套袋）
- 小号透明塑料袋
- 识别 / 分类标签或标签，笔
- 坚固的容器（用于去污设备）
- 替换衣服或床单，毯子
- 担架

资料来源：接触化学武器的患者的临时临床管理，WHO 临时指导文件[61]。

5.3.4　应急响应者的医学监护

由于化学物质对人体健康具有急性和长期毒性影响，在整个应急救援过程中，所有应急响应者都必须接受医学监护。应在以下几方面做好准备。

- 在应急救援前，应对应急响应者进行详细的医疗检查，以确定是否适合参与，包括对呼吸系统的检查，以评估是否适合使用呼吸器。
- 在应急救援期间，应尽可能收集关于应急响应工作性质、危害类型、工作时间、工作环境中接触的化学物质浓度、污染事件及不利健康因素（如有）等有关信息。
- 在应急救援后，应立即对应急响应者进行医疗检查，主要侧重于检查工作过程中所接触的部位，包括心理评估。此后，根据工作期间的接触类型，可对应急响应者进行定期检查。
- 在应急救援周期内，无论何时需要，应对所有接触者进行医学治疗。对于复杂的全身系统疾病，如何治疗可能还需要咨询临床毒理学专家，在某些情况下，还需要在第三级医疗保健机构使用解毒剂。

（翻译：王宇萍；审校：张　敏）

第 6 章

放射性事故中的职业安全与健康

相比于其他有害物质（如化学物质）所导致的事故，核事故和放射性事故的发生不太频繁，然而，在地方、国家甚至国际水平，公众和政府都高度关注核事故和放射性事故。此外，随着国际上防恐怖主义意识的增强，各国对可能恶意使用放射源和核物质的担心不断上升，现在可假定各种放射性场景和核场景。

重大的核设施事故包括英国温士盖核事故（1957 年）、美国三里岛核事故（1979 年）、乌克兰切尔诺贝利核事故（1986 年）、日本东海村核事故（1999 年）及日本福岛核事故（2011年）。放射源所导致的重大放射性接触事故包括人接触废弃的放射源（印度新德里，2010 年）、职业性接触事故（智利，2005 年）及医疗上的过度接触（法国埃皮纳勒，2004 年）[62]。

因此，放射性和核事故所涵盖的规模和类型可以从个人职业接触或医疗接触到波及全球范围的重大灾难性事故。无论事故的规模或原因如何，都有其共性，如影响人类健康。IHR将放射性危害纳入其调整范围。

6.1 放射性事故的起因和构想

放射性事故是由接触某种放射源而造成灾害或被认为可能导致灾害的突发事件，包括[1]以下几种。

- 接触电离辐射所致的医学症状。
- 危险放射源的丢失或被盗。
- 公共放射性污染或接触。
- 放射性物质的运输事故。
- 用于检测的放射性水平升高。
- 放射性装置泄漏（RDD）的存在。

放射源广泛应用于工业、医学、研究各个领域；因此放射性事故可能发生在任何地方。

任何放射源都可能通过如下外部或内部途径产生放射剂量。

外部途径：个人可通过环境中的放射性物质接触电离辐射。

- 直接接触放射性物质或接触沉积在地面或其他物品表面的放射性物质。
- 以气态或蒸气形式扩散到大气中的放射性物质。

内部途径：个人可以通过身体内部的放射性物质接触电离辐射，途径如下所示。

- 吸入大气中由事故所产生的放射性物质或地面污染物导致的二次空气悬浮物。

---

1 具体见 www-ns.iaea.org/tech-areas/emergency/iec/frg/what-is-a-rad-emergency.asp, accessed 12 October 2017.

- 摄入了被放射性物质污染的食物或水。
- 通过皮肤或开放性伤口将放射性污染物质吸收进入身体。

放射性接触可产生如下一项或多项健康影响。

- 短期影响：如高剂量电离辐射所导致的皮肤灼伤或急性放射性综合征。
- 长期影响：如接触 100mSv 以上电离辐射导致所报告的特定癌症风险增加。
- 心理影响：甚至是在少量或无放射性接触时也会产生心理影响。

6.2 放射性应急期间应急响应者的职业安全与健康管理

国际电离辐射防护和辐射安全基本安全标准（The International Basic Safety Standards for Protection against Ionizing Radiation and for the Safety of Radiation Sources, BSS）[63] 将突发接触定义为由事故、恶意行为或其他意外事件导致的需要迅速采取行动以避免或减少不利结果的一种紧急接触情景。必须在突发接触状况出现之前就考虑预防措施和缓解措施。然而，一旦突发接触状况发生，只有实施保护措施才能减少接触。

在应急情况下，可能要分别实施特定的防护行动（在应急准备和响应计划中有详尽阐述），并且整个最优策略需要考虑所有的接触途径，以确保将残余剂量[1]降低到合理的、可达到的水平。当超过一般标准时，为了采取与参考水平相适应的保护策略，一定要实施最优保护策略，以便提供快速的行动。通常情况下，在没有详细放射性信息的情况下经常需要采取这种行动，这些信息通常与放射源受控的计划接触情况有关。在应急情况下，应将参考值设为或低于 20 ~ 100mSv 组段[2]，该标准为国际放射防护委员会（International Commission on Radiological Protection，ICRP）《国际放射防护委员会 2007 年建议书》第 18 条中的推荐（第 103 号出版物）。

应急情况及现有接触情况下的职业接触应遵守现有操作和程序安排，包括评估、监测、参与和培训，以适当的参考值范围优化个人接触。根据当前情况，这些参考值可能比计划接触状况下适用的推荐剂量限值更高。在应急情况或现有接触情况下，参考水平代表了剂量或风险水平，超过该水平就不能计划发生接触，因此就需要进行计划并优化保护行动。最初的意图是不超过或保持在该水平。

在应急情况下，鉴于当时的情况，短期内的较高接触水平可能是必要和适当的，应受到保护优化。这种水平预计不会持续很长时间，因为接触下降意味着获取更多信息成为可能，并且对源头和接触进行控制的措施是有效的。ICRP 的相关推荐被用于预防组织反应，目标是在考虑经济和社会因素的情况下，将所有的接触剂量降到合理的、可行的水平。

在特殊情况下，如在核事故和放射性事故中，知情的应急救援者可能会在接收剂量超过 50mSv（1 年内劳动者的职业剂量限值）的区域中自愿采取行动。唯一适用于这些情况的条件如下所示（BSS 中第 4.17 段）。

- 在应急情况下应急救援者接触不得超过 50mSv，除非发生以下情况。
  （1）为营救生命或防止严重损伤。

---

1 残余剂量是指防护措施终止后（或决定不采取防护措施后）预期产生的剂量。
2 《国际放射防护委员会 2007 年建议书》（第 103 号出版物）给出了以下三个可供选择的参考值区间。
  （1）当限制剂量或参考水平高达 1mSv 时，个体接触的放射性对自身无益，但对整个社会可能是有益的。
  （2）当个体的放射接触处于放射源没有被控制或降低剂量的行动受阻时，参考水平在 20 ~ 100mSv。
  （3）短时期内或一年内超出 100mSv 的接触剂量是不能被接受的，除非应急救援者接触的环境是被特殊处理的。

（2）如果所采取的行动能够避免大量累积接触剂量。

（3）如果采取的行动能够防止灾难加重。

- 在这些情况下采取干预时，除进行生命救援外，应尽一切合理努力使人员接触剂量低于年最大剂量限值的 1/2 以下，在生命救援行动中应当尽一切努力使应急救援者接触剂量低于年最大剂量限值的 1/10 以下，以避免对健康产生确定性的损害。并且，仅有对其他人的益处明确超过接触人员自身风险的情况下，才可在接触剂量接近或超过年最大剂量限值的 10 倍以上的情况下采取行动。

- 应急组织和用人单位需确保当放射剂量超过 50mSv 时，应急救援者是自愿参与行动的；他们事先已经明确和全面地了解了相关的健康风险及可获得的保护和安全措施；并且尽可能地针对将采取的行动对他们进行了培训。

- 从事应急干预的劳动者除了有注册和职业许可的劳动者外，可能还有一些辅助人员，包括警察、消防员、医务人员、司机和撤离车辆成员等。

- 为确保符合上述要求，应在应急预案中指定法律责任人。

据 BSS 所述，根据优化保护策略提前进行应急准备和接触计划是非常有必要的，根据具体情况，该保护策略可以包括多个特定的行动。

按照 1960 年国际劳工组织《辐射防护公约》（第 115 号）要求，该公约适用于劳动者接触的所有电离辐射活动，包括应急救援者。根据该公约的要求，为抢救价值高的物品而让个人接受特殊照射是不正当的，更广义地说，如有使劳动者不接受这种接触的替代干预技术，但为了节省费用而不应用这种技术是不正当的。因此，在授权过程中至关重要的是要对有重大潜在接触的活动进行审核，并确保这些活动具有适当的资源，并制定了减少或消除劳动者接触风险的应急预案。

1960 年国际劳工组织《辐射防护建议书》（第 114 号）规定，在可行情况下，应将工作中每位劳动者接触的所有剂量完整记录并保存，以便为所雇佣的劳动者提供累积的接触剂量参考。2014 年的 BSS 第 3. 83（d）段中提出劳动者应该向用人单位、注册者或许可人提供他们既往或者当前工作中的这些信息，这与确保他们自身和他人的有效和全面的保护及安全息息相关。

应急行动一旦结束，其他活动（放射源恢复、清理、废物处理等）就应在放射性评估员的带领下遵循职业放射防护指导进行。

- 应该采取合理措施评估和记录救援者在应急干预中所接受的接触剂量。将所接受的接触剂量和所产生的健康风险传达给相关的救援者。

- 由于是在突发情况下遭受的放射性接触，救援者通常不能免于更多职业性接触。然而，如果一个救援者在紧急接触情况下或自身要求下的接触量达到年接触剂量最大限值的 10 倍以上，在继续接触之前需要获得权威的医学建议。

2007 年 ICRP 建议书（第 103 号出版物）规定，在突发放射性接触事件的后期进行恢复作业的救援者应被归为职业性接触人员，且应获得常规的职业放射性防护标准的保护，其接触剂量不能超过 ICRP 推荐的职业接触剂量限值。从事工厂和建筑物维修或放射性废物管理活动，或对场地及周边地区进行净化补救行动等工作的劳动者，应遵守 BSS 第 3 节所述的计划放射性情况下的职业放射性相关要求。

6.2.1 放射性应急期间应急响应者的保护指南

基于放射性保护的基本原则，应急响应者在放射性应急期间应当遵循的基本方针如下所示。

- 鼓励妊娠期或哺乳期的女性劳动者及时告知用人单位，并解除其应急职责。
- 避免触摸可疑的放射性物质。
- 保证在警戒区域时可被视觉辨认且在问责制度中。
- 仅应在执行生命救援和其他核心任务时靠近潜在危险放射源。
- 尽可能缩短停留在距可疑危险放射性物质或放射源 10 米以内的时间。
- 距离涉及潜在危险放射源的火灾或爆炸点 100 米以内时，应避开烟雾，或者使用呼吸系统防护设备（对于应急响应者）。
- 在清洗脸部和手部前，勿用手接触口腔，勿吸烟、进食或饮水，避免无意识的食入。
- 尽快更换衣物并淋浴。
- 治疗或运送受污染人员时，应使用常规隔离方法（标准防范措施），如外科手套和面具。
- 应对有严重污染或接触风险的应急响应者（处于隔离区内部的人员）的放射性污染进行监测。如果不能立即实施放射性监测，相关人员应尽快淋浴并更换衣物。
- 对于潜在接触和(或)污染的人员来说，可能需要进行医学评估以确保后续的医疗管理，因此应对放射性突发事件所涉及的相关人员进行登记。
- 紧急服务部门通常使用的测量伽马放射剂量率的仪器（包括辐射寻呼机）都不能监测所有放射性物的危险等级，只有经过培训且装备齐全的放射测量人员才可全面评测放射危险。因此，在放射评估人员评测危险并给予具体建议之前，应遵循人员保护准则。

已知伽马放射剂量时应遵循的指南

- 始终遵循以上指南。
- 如果特定区域的环境剂量率大于 100mSv/h。
  - 仅执行生命救援任务。
  - 总停留时间在 30 分钟以内。
- 若无放射学评估者指导，切勿进入环境剂量率大于 1000mSv/h 的区域。

在使用自读剂量仪时应遵循以下指南

始终遵循上述指南。

遵循《放射性突发事件第一响应者手册》（*Manual for First Responders to a Radiological Emergency*）（国际原子能机构，2006，维也纳）中的急救者折返指南。

在对应急响应者和公众进行监测期间，一线应急响应者监测的健康和安全说明

- 在环境剂量率低于 0.3Sv/h 且接近净化的区域内设立监测地点。
- 穿戴手套及防护服，并定时更换手套。
- 始终遵循个人防护准则，如上所述。
- 对头发、手、口袋、衣服上的污渍、脚部和脸部进行监测，监测器与监测表面之间的距离约为 10 厘米。

医院急救小组在医院中对外部污染伤员进行净化时的健康和安全指南

- 穿戴 PPE，包括所需的呼吸防护。
- 勤换手套并检查手部，防止污染扩散到其他部位。
- 取下患者衣物，并放置到带标签的塑料袋中。

6.2.2 放射性事故应急管理指挥系统

与化学事故相同，放射性事故也是通过应急事故指挥和控制系统进行管理，现场和医院

放射性事故的应急响应团队详见表 6-1。已经观察到，在放射性事故中，当地的应急服务（如当地的医疗、执法、消防服务）在早期的响应中有重要作用。

专门处理放射性事故的专业团队包括环境监测、放射性分诊、去污、人群监测、剂量评估、现场操作记录等，以及放射性防护官员、健康／医疗物理学家。

环境监测团队：职能是在事故现场进行环境监测，以评估放射性和污染水平。

放射性分诊团队：职能是优先开展救援者的医疗评估、放射性测量和去污程序。

人群监测团队：职能是监测人群的外部污染和可能的内部污染。指挥系统中的其他职能部门和团队包括记录、物流和行政团队。

事故中帮助者的角色：帮助者是指自愿在核事故或放射性事故中提供无偿帮助的公众成员，应为他们提供相关的潜在接触和影响因素的信息，并且知晓他们在为核事故或放射性事故提供帮助时可能会接触放射性物质。

根据放射性接触水平将现场划分为不同区域，根据区域执行相应的行动，详见图 6-1。颜色最深区域是高污染区域，仅由一线应急响应者执行行动。

表 6-1　放射性事故的应急响应团队

在现场	在医院
事故策略指挥	安保人员
一线应急响应者	急救车队
安保人员	急诊医学管理人员
医疗团队	医院急救队
环境监测团队	病理科
放射性分诊团队	放射防护官员
去污团队	健康或医疗物理学家
人群监测团队	
剂量评估团队	
记录团队	
急救车队	

资料来源：TMT 手册，挪威辐射防护局 [64]。

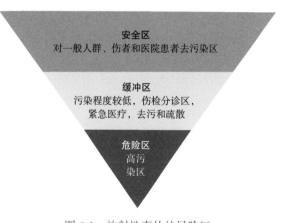

图 6-1　放射性事故的风险区

来源：核与放射应急指南，红十字会与红新月会国际联合会 [65]

6.2.3　个人防护用品

应该根据以下因素选择个人防护用品：工作区已知或预期的污染水平、预期工作任务、人员健康的考虑及可能存在的非放射性危险。为了防止皮肤和衣物的污染，在进入污染水平高于规定限值的区域时，必须佩戴个人防护用品。服装的防护程度取决于工作区的放射性状况和工作性质（详见方框 6-1），防护服的类型和范围取决于以下基本因素。

- 污染的类型和形式。
- 污染程度。
- 正在执行的任务类型。

方框 6-1　适用于应急响应者角色的个人防护用品

（无论何种情况，都必须使用类似防护级别的个人防护用品）

a. 进入红色危险区域的一线应急响应者和事故救援者必须穿戴以下装备。

当不排除非放射性危险且指定防护因数（APF）适当时，佩戴全面罩呼吸器。

防渗透手套（必须耐磨）。

防渗透服（必须覆盖所有皮肤和头发）。

防渗透鞋或靴。

安全头盔。

配有警报的个人剂量计（测量瞬时剂量率和累积剂量）。

个人剂量计（胶片剂量计或热释发光剂量计）。

高可视度的服装（推荐）。

b. 进入黄色缓冲区域的一线应急响应者和事故救援工作者，以及救援污染伤员的医务工作者必须穿戴以下装备。

医用手套（必须定时更换）。

可以遮盖手臂、腿部、脖子和头部的连体防渗透工作服。

呼吸器。

塑料鞋套。

头套（如手术帽）。

个人剂量计（胶片剂量计或热释发光剂量计）（推荐）。

c. 执行去污任务的人员必须穿戴以下装备。

个人防护用品同 b 项所述，也可加配防渗透服（推荐）。

来源：TMT 手册，挪威辐射防护局[64]。

6.2.4　去污

可在医院或事故附近对伤员去污，具体执行取决于伤员受伤的严重程度。 本节所述的去污是指去除放射性沾染而不是去除化学或生物性沾染。

- 去污程序包括更换衣物并使用香皂和水清洗身体，以去除大部分外部沾染，如只更换外部衣物而不洗澡，污染可减少 80% ~ 90%。
- 去污的执行员在更换衣物和洗澡之前，切勿进食、喝水、吸烟及用手触碰口腔。

- 应该在去污设施中设立单向系统，以避免去污进程不同的人群之间发生接触，去污区必须设立独立的入口和出口。
- 放射性物质的沾染并不会立即威胁生命安全，应尽快进行去污，但通常不需要和化学或生物污染相同的即时性，除非放射性污染足以引起严重后果的极端情况。
- 如果衣物受到沾染，则必须更换受沾染的衣物；如果发现皮肤受到沾染，那么相关人员必须进行去污程序。
- 污染物或者潜在污染物，如伤亡人员的衣物、敷料、设备、工作服等，应该打包并附标签，存储于安全区域。

6.2.5　应急情况下职业接触放射性救援者的职业健康监护

国际劳工组织第 115 号公约第 12 条规定："所有直接从事放射性工作的人员应在开展此类工作之前或之后不久接受适当的体检，并在适当的时间间隔后进行进一步的体检。"第 13 条规定，考虑到接触的性质和（或）程度，对相关情况应该进行具体说明，并且应尽快采取下列行动：①劳动者应接受适当的体检；②用人单位应该根据要求向主管当局报告；③放射性防护管理人员应检查劳动者履行职责的情况；④用人单位应该根据技术发现和医疗建议采取纠正措施。在这方面，2014 年的 BSS 第 3.76（f）段规定用人单位、注册人和许可人应为所有从事或可能接触职业放射性的人员确保必要的健康监护和卫生服务。根据 2014 年的 BSS 第 3.108 段，劳动者的健康监护项目应该建立在职业健康的基本原则基础上，对工作的初始健康状态和持续健康状态进行评估。

国际劳工组织 1960 年在《辐射防护建议书》（第 114 号）第 27 段提出（同时这也是国际劳工组织第 115 号公约第 14 条的设想），如果根据此类医疗建议的结果，则不宜让劳动者在这个工作中进一步接触职业性电离辐射，应竭尽全力为这样的劳动者提供适合的替代工作。为此，BSS 第 3.112 段规定，在监管机构或根据 BSS 要求的劳动者健康监督计划的框架内，用人单位应尽全力为劳动者提供适当的替代工作，出于健康原因，劳动者可不再继续从事可能接触职业放射的工作。此外，一些最近的职业安全和卫生国际劳工标准 [《1977 年工作环境（空气污染、噪声和振动）公约》（第 148 号公约）和《1986 年石棉公约》（第 162 号公约）] 表明，医学方面不建议继续进行国际劳工标准中所涵盖的工作，应根据国家法规和条件，向有关劳动者提供其他维持收入的办法。

在事故后可能会发生职业接触，通常发生在事故应急响应的初始阶段或长期救援行动的急救团队中。大多数情况下，职业接触可以被控制，但超过公认剂量限值的接触情况也许是有必要的。在下列情况下，应急救援者可能会故意暴露在高于正常接触剂量限值的环境中 [66]。
- 生命救援或预防严重伤害时。
- 实施行动以避免剂量大量累积时。
- 实施行动以防止灾难情况恶性发展时。

这种剂量的限值通常在 0.5Gy。职业接触人员必须接受充分训练，且必须是自愿参与相关操作。另一方面，在实施可能导致接触超出剂量限值的计划操作之前，应将计划操作告知相关劳动者，并告知其潜在危险，同时采取措施将接触控制在合理、可行的低剂量水平。

应该一同记录事故接触的剂量和正常接触的剂量，这样便可以将事故接触剂量和常规操作的接触剂量区分开来；剂量限值是根据 5 年正常累积接触总剂量来制定的，因此事故接触剂量不包括在 5 年累积接触总剂量之内。应急情况下，事故接触剂量应该告知劳动者、职业医师和监管机构。这类剂量不会限制劳动者继续从事后续的职业接触工作，但需要医学许可 [67]。

过量接触者的治疗

基于国际原子能机构指南 [67]，根据剂量可将接触分为以下三类。

- 接触剂量接近或略高于剂量限值。
- 接触剂量远高于剂量限值，但低于特定器官的确定性效应阈值。
- 接触剂量达到或高于确定性效应阈值。
  - 接触剂量接近剂量限值：接近剂量限值的接触水平不会对健康产生有害影响，接触者不需要任何特殊的临床检查或治疗，职业卫生人员的职责是为接触者提供咨询。无论救援者是否申请咨询，都必须开展咨询工作。
  - 接触剂量远高于剂量限值：当接触剂量远高于剂量限值且低于确定性效应阈值，职业病医师应向劳动者提供咨询，同时决定是否需要用生物剂量指标（如淋巴细胞计数和染色体畸变测量）来进行剂量估算。职业病医师应进行血液样本监察和剂量估算，但通常无须再采取行动。
  - 接触剂量达到或高于确定性效应阈值：如果全身或器官的外部剂量评估值约为确定性效应阈值，则需要对相关人员进行治疗。对过量接触者需要进行临床检验，记录任何异常的发现或症状，同时进行血液学检验以监测过量接触者的临床治疗进程。如果接触者的严重程度足以导致急性放射综合征，则应尽早转移至有特殊治疗设施处接受治疗。

职业病医师应该对有早期症状者进行初步检查和治疗。在转移到特殊治疗中心前，必须对威胁生命安全的创伤进行优先治疗，如骨折和烧伤。接触水平高的患者的长期临床管理需要在有专业技能的特殊诊疗机构中进行。

事故和应急接触的医学记录：应该尽可能完整。应包括所有检查、治疗和咨询的详细信息，职业卫生服务机构应该介入事故调查，以评估响应措施的充分性。

（翻译：黄　菊；审校：张　敏）

第 7 章

自然灾害中的职业安全与健康危害因素

应急人员在自然灾害期间的主要职责包括救援幸存者和提供医疗救助、从受灾地区疏散人群、清理尸体、预防进一步伤害的发生、打扫清洁工作、提供食物和可饮用的水、维持良好的卫生水平以防止疫情扩散并为人群免疫接种提供支持。

自然灾害期间，应急人员所面临的特定风险可由地区破坏、楼房和其他建筑物坍塌、电力设施损坏、基础设施和通信线路严重受损等引起。除此之外，应急响应还要求工作人员要在密闭空间内工作，伴随的风险还有遭受严重伤害或被困于废墟中，或被攻击性动物袭击。

由洪水、风暴和海啸等引起的自然灾害与溺亡、水源性和媒介传播性疾病有关。当受灾人群或应急人员直接接触到含有高浓度的细菌、病毒和其他微生物的受污染的水可导致水源性疾病传播——如污水进入饮用水供应系统，或当应急人员必须在受污染的地表水区域工作时。主要的水源性传染性疾病包括霍乱、伤寒、志贺细菌性痢疾、大肠埃希菌感染、脊髓灰质炎、甲型肝炎、戊型肝炎、轮状病毒感染、钩端螺旋体病和血吸虫病等寄生虫疾病。

水灾或其他灾害后，在为照顾受灾群众而搭建帐篷和垃圾管理系统被破坏的地方，媒介传播性疾病也是一种风险。死水可作为蚊子繁殖场所，垃圾堆中的营养物吸引着啮齿类动物聚集。典型可经蚊子传播的疾病有疟疾、登革热、黄热病、寨卡病毒感染、圣路易（St. Louis）脑炎、日本脑炎和西尼罗热。啮齿类动物的排泄物可携带大量微生物，可导致钩端螺旋体病传播。

感染性疾病可通过直接接触幸存者对应急人员造成影响，包括伤口感染、通过飞沫传播疾病如结核病、通过污染物传播胃肠道疾病，以及艾滋病、乙型肝炎和丙型肝炎等血源性疾病。直接接触尸体后最易感染血源性疾病、胃肠道疾病和结核病。

在自然灾害中部署安排的消防员和其他救援人员等应急响应人员特别容易发生呼吸道疾病和哮喘。火山爆发导致火山灰和气体大量释放；野火或自然灾害后次生效应引发的火灾也会产生烟；山体滑坡和地震产生大量的灰尘。所有这些因素（火山灰、气体、烟和粉尘）可对眼和肺部产生刺激，严重的甚至可导致窒息。燃烧的部分副产物通常是致癌的。

火山爆发、山火和自然灾害后次生效应引发的火灾可导致高温，存在皮肤烧灼伤的可能。楼房倒塌产生粉尘可致空气污染，火山爆发所产生的火山灰和气体或火灾引起的烟也可能增加交通事故的发生。

为受灾人群提供就诊前卫生服务和帮助，使得应急人员接触血液、体液的风险和发生针刺伤的风险增加，这些让他们处于接触 HIV、乙型肝炎病毒和丙型肝炎病毒的高风险之中。

在当地人群中结核病流行的地区，接触幸存者或尸体可能导致感染结核病，对应急人员而言也是一种可能的风险。那些预期要长期接触结核病患者的工作人员（如那些与诊所、医院、监狱或收容所人员存在日常接触的人）要在出发前接受结核菌素皮试或结核杆菌血液检测。如果出发前的结核菌素皮试或结核杆菌血液检测的结果为阴性，他们要在应急工作返回后 8 ～ 10 周再次进行结核菌素皮试或结核杆菌血液检测。

7.1 洪水导致的职业安全与健康危害及风险

洪水是最常见的与天气相关的自然灾害，其对全球许多国家造成影响。根据联合国减灾办公室（UNSDR）报告，2005 ～ 2015 年，洪水占所有天气相关的自然灾害的 47%，导致 40% 的人员死亡，其中 89% 的死亡发生在非洲和亚洲地区的低收入国家。2005 ～ 2015 年，许多遭受大洪水的国家包括亚洲的孟加拉国、中国、印度和巴基斯坦，非洲的马达加斯加、马拉维、莫桑比克、卢旺达、南非和坦桑尼亚[68]。

洪水可潜在增加以下这些传染病的传播风险。

- 水源性疾病，如伤寒、霍乱、钩端螺旋体病和甲型肝炎。
- 媒介传播性疾病，如疟疾、登革热和登革出血热、黄热病和西尼罗热。

水源性疾病

发生洪水时，直接接触受污染的水可导致水源性疾病感染的风险增加（如伤口感染、皮炎、结膜炎、真菌感染，以及眼、鼻和咽喉感染）。钩端螺旋体病是一种人兽共患细菌性疾病，可直接通过受污染的水传播。皮肤和黏膜接触啮齿类动物尿液污染的水、潮湿的土壤、植被和泥土可导致疾病传播。因尿液中含有大量致病性钩端螺旋体的啮齿类动物的增殖，暴雨之后引发的洪水可促进该微生物的传播扩散。

媒介传播性疾病

由于媒介栖息地的数量和范围的扩大，洪水可间接导致媒介传播性疾病增多。暴雨或河水淹没后形成的死水可成为蚊子的繁殖场所，从而增加受灾人群和应急救援者感染登革热、疟疾和西尼罗热的潜在风险，洪水最初可冲毁蚊子的繁殖地，但当水位退去后又会重新形成。通常在 6 ～ 8 周后导致疟疾流行。

死亡动物和人类遗体所产生的风险

与大家公认的有所不同，目前没有证据表明自然灾害后遗体存在引起疾病疫情的风险。死亡后大多数病原体不会在人体内长时间存活（除 HIV 可存活 6 天外），急性感染的传染源大多数都是幸存者。人体残留物只有在一些需要专门防护措施的特定情况下存在健康危害，如霍乱或出血热可导致死亡[68]。

然而，日常负责遗体处理的劳动者可能存在接触结核病，血源性病毒（如乙型肝炎病毒、丙型肝炎病毒和 HIV）和胃肠道感染疾病（如轮状病毒腹泻、沙门菌病、大肠杆菌感染、伤寒/副伤寒、甲型肝炎、志贺细菌性痢疾和霍乱）的风险。这些病毒可以通过以下途径感染。

- 如果接触气溶胶状态杆菌可感染结核病（处理遗体过程中肺部残留气体排出或肺部液体从鼻或口涌出）。
- 不完整皮肤接触血液和体液、骨折和针刺伤害、血液或体液溅出引起黏膜接触可导致血源性病毒接触。
- 由于遗体易于排出粪便，胃肠道感染十分常见。直接接触遗体和受污染的衣服、交通工具或设备可发生传播。遗体污染水源后也可导致胃肠道感染。
- 要及时告知大众人群和应急救援者不要恐慌，避免不正确处置遗体。在处置遗体时应采取正确的防范措施。

洪水引发的其他健康危害包括溺亡、伤害或创伤，如果长时间困在洪水中可导致低体温。

接触洪水和雨水也可能增加呼吸道感染的风险。

7.2 热带风暴、飓风、龙卷风和台风

虽然热带风暴、飓风、龙卷风和台风的称谓不同，但都属于同一类型的自然灾害。

龙卷风、飓风和台风可以提前几天被预测，其波及范围广且通常具有破坏性，所致灾害往往比洪水的破坏性更大。突然发生、短暂冲击、高速移动的风可导致基础设施和楼房严重损坏，特别是不牢固的建筑物。这些情况通常在暴雨和洪水，以及地势平坦的海岸地区遭受浪潮之后发生。

与热带风暴、飓风、龙卷风和台风有关的主要职业安全与健康危害包括以下几方面。

- 来自线路下垂、带电电气设备和其他设施（如气和水）的不稳定的结构性风险。
- 噪声。
- 从高处或开口处跌落。
- 石棉、铅。
- 飞行物对眼和面部的影响。
- 物料或重物的手工处置。
- 发现不明化学物。
- 砍伤和割伤。
- 工作时滑倒、绊倒和跌倒。

7.3 地震

当地震发生在人口密集地区时，可导致人员伤亡和巨大的财产损失。大多数地震相关伤害是因地面震动引发的墙体倒塌、飘落的玻璃和坠落物造成，或在震动时人们尝试多移动几步而造成的。地震引起的许多损害是可以预测和预防的[69]。

地震期间应急救援者的主要职业安全与健康危害包括以下几方面。

- 结构不稳定，洞穴中滑倒、绊倒和跌倒，突出的钢筋，被坠落物砸中，火灾，靠近大型机械（如起重机），玻璃和碎片等锐器物，震后二次倒塌，接触带电电线等导致的伤害。
- 接触有害化学品和其他物质（氨气、蓄电池酸液、泄漏的燃料），天然气泄漏形成易燃有毒的环境，氧气含量不足和有限的空间、陌生的周围环境。
- 卫生系统受到破坏导致病原微生物接触及在处置和照顾伤员时接触血源性病原体等生物性有害因素。
- 不利的天气条件。
- 设备（发电机和重型机械）产生的噪声。
- 接触气溶胶烟雾和粉尘（石棉、二氧化硅等）。

为保护应急救援者所采取的主要职业安全与健康危害控制措施包括以下几种。

- 由安全/职业安全与健康人员全面检查应急救援者的安全与健康状况。
- 确保使用最优的安全和伤害预防措施。
- 调查和记录所有应急队伍的伤害和疾病。

- 准备和维持准入（如进入密闭空间，开展电力工作）。
- 确保使用合适的个人防护用品。
- 制定和实施日常健康和安全计划，包括卫生、保健、个人防护用品、净化、工作/休息周期、急性医疗救护和其他所关心的事物。
- 对已经识别出的有害因素进行风险评估。
- 开展风险意识和个人防护用品的培训。

7.4 自然灾害应对过程中遭受的常见职业安全与健康危害

7.4.1 搜索和救援队行动

搜索和救援是一项应对自然灾害的关键行动。主要的突发自然灾害，如地震、海啸和风暴，常常以基础设施损坏，引起伤害甚至有时导致大量人员伤亡，以及将人困在废墟中为特征。需要采取及时的救生响应措施将受困人员救出并安抚和疏散幸存者，生与死之间的区别可能就是几个小时的时间问题。早期的搜索和救援行动需要很快实施，必须具有专业技能，而且常常需要重的或专业技术设备。在公共服务和基础设施被破坏或毁坏的区域的废墟中开展救援行动时，救援队伍所处的行动环境特别具有挑战性。

搜索和救援队所采取的行动和应急救援者所面临的有关健康和安全危害与风险全都涵盖在《一般风险评估》中 [70]，在 2.1 节的"从有限的空间内救援"和 2.1.4 节的"倒塌的结构"中列出了搜索和救援的关键行动，以及职业安全与健康危害、风险和控制措施，如下所述。

1. 前往和在行动现场时设备的准备和使用

包括手动操作设备导致的危害和以肌肉与骨骼损伤为主要风险的活动。风险最大的应急救援者是消防人员和救援人员。

以下控制措施需要确保到位，以预防和控制以上风险。

- 人工搬运流程的信息、指南、培训及评估。
- 合适的团队能力提升行动。
- 对促进救援行动所需的设备数量和类型的考虑。
- 合理前置后勤保障和设备装卸区域，使得搬运距离最小化。
- 考虑合理使用机械辅助起重。
- 劳动者轮班作业以减少疲劳。

2. 从行动现场转移伤亡人员

从现场转移伤亡人员也包括人工搬运和使用重型机械。风险最高的应急响应组包括消防人员、应急救援者和其他应急救援者。主要危害包括以下几点。

- 人工搬运。
- 存在体液。
- 医疗设备中含有锐器物。
- 激动的和悲痛的伤员。
- 多种类型伤亡。

主要的健康和安全风险包括以下几点。

- 肌肉与骨骼损伤。

- 生物危害。
- 污染和感染。
- 对人的言语和身体攻击。
- 持续的和重复的创伤状态。
- 创伤后紧张。

以下控制措施需要确保到位，以预防和控制以上风险。
- 人工搬运流程的信息、指南、培训及评估。
- 合适的团队能力提升行动。
- 急救信息、指南、培训及伤亡处置流程。
- 提供临床护理和评估的危害区域应对小组人员／护理人员。
- 合适的免疫接种（如破伤风疫苗、乙型肝炎疫苗）。
- 消防和救援部门的生物危害设备和操作流程。
- 应急去污流程。
- 考虑合理使用机械辅助起重／担架。
- 劳动者轮班作业以减少疲劳。
- 培训／联系危害区域应对小组人员／急救人员。
- 使用个人防护用品。
- 消防人员和应急救援者不得给伤亡人员进行注射和药物治疗。
- 救援队至少由 2 名人员组成。
- 提供职业健康服务。

3. 进入有限空间（密闭空间）

有限的空间是指实质上被包围的地方（虽然不总是全部）且空间内或附近的有害物质或条件（如缺氧）可引发严重伤害。有限的空间或缺氧地区常常发现于煤矿、下水道、蓄水池或存放或使用大量气体的区域，也包括井、排水管道、瓮、锅炉、地窖和隧道。新近被火烧过的建筑结构也可能缺乏氧气。

风险最高的应急响应小组包括消防人员、应急救援者和其他应急救援者。主要职业性有害因素包括以下几种。
- 有毒和易燃蒸气。
- 自由流动的液体和固体。
- 缺氧或富氧。
- 极端温度。
- 火灾或爆炸。

与有限的空间内工作有关的主要的健康和安全风险包括以下几种。
- 挤压损伤。
- 溺亡。
- 窒息。
- 热衰竭、热应激。
- 低体温。
- 幽闭恐惧症。
- 易燃或易爆气体、蒸气或雾。
- 有毒物质。

以下控制措施需要确保到位以预防和控制以上风险。

- 消防和救援部门针对有限空间行动的培训和流程。
- 针对有限空间行动的搜索和救援流程。
- 提供和使用气体监测设备。
- 通风设备。
- 安全人员和（或）监督人员监控有限空间行动。
- 有效沟通。
- 只有必要人员可以进入有限空间。
- 救援队至少由 2 名人员组成。

4. 装载和破碎，建立空间操作

存在风险的主要应急小组人员包括消防人员和应急救援者。

这些操作包括使用专用机械、工具等，主要危害包括以下方面。

- 扬尘性高。
- 噪声。
- 振动。
- 移动的构件。
- 设备部件的移动。
- 从设备和构件上脱落的碎片 / 残渣。
- 电气危害。
- 悬浮的构件。
- 因有害物质、泄漏气体和（或）缺氧 / 富氧而导致无法呼吸空气。

与装载和破碎工作有关的主要的健康和安全风险包括以下方面。

- 呼吸窘迫。
- 窒息。
- 噪声诱发的听力障碍。
- 无能力听见警报 / 疏散信号。
- 手 – 臂振动综合征。
- 二次倒塌。
- 缠绕。
- 割伤 / 挫伤。
- 触电身亡。
- 受困 / 挤压引起的伤害。

需要确保以下控制措施到位，以预防和控制以上风险。

- 使用专用设备的信息、指南和培训。
- 劳动者轮班作业以减少接触。
- 利用噪声和振动管理系统记录接触水平和接触时间。
- 安排安全员进行监督。
- 使用建筑物现场评估设备。
- 与现场专业人员沟通（如搜索和救援团队、特定事件顾问、构件工程师）。
- 提供支撑设备。
- 预先设定疏散信号。

- 消防和救援部门的个人／呼吸保护设备，考虑配备自给式呼吸装置／管线／呼吸器。
- 固定隐藏的／掩埋的电缆监控设备。
- 提供和使用气体监测设备。

7.4.2 与机械锯使用相关的危害和风险及其控制措施

在任何应急情况下，需要用机械锯清除树木和灌木丛以便进行救援和应对，尤其是在自然灾害发生时。但是，使用机械锯需要安全保障措施。

使用机械锯的主要危害和风险包括以下几方面。
- 刀片可造成严重切割伤。
- 机械锯很重且会导致背部损伤。
- 机械锯产生的噪声可导致听力丧失。
- 机械锯会对背部产生冲击并导致损伤。
- 机械锯产生的振动可导致麻木及对肌肉、神经和肌腱的损伤。
- 飞溅的碎片可导致眼睛损伤。

根据冰岛健康和安全局（Health and Safety Authority of the Republic of Ireland）推荐，安全使用机械锯需采取以下防范措施 [33]。

启动机械锯前
- 检查机械锯的控制按钮、链条制动器、链条张力、所有的螺栓和把手，确保机械锯的功能并正常运转。
- 确保离合器盖没有破损或裸露链条或链齿。
- 确保链齿锋利。
- 当给机械锯添加燃料时，操作人员要远离火源至少 10 步（3 米）。
- 在链条制动情况下启动机械锯，且与燃料加注区域至少相隔 10 步（3 米）。

机械锯使用中
- 清除可能干扰砍伐树木和灌木丛的障碍。
- 使用机械锯时手要抓住把手以确保脚下安全。
- 不要直接对头顶和两脚之间的区域进行砍伐。
- 砍伐前要检查树木上松动的枝条是否会落下。
- 做好应对机械锯反冲击的准备。勿用机械锯的头部进行砍伐，保持稳定的位置。

7.4.3 户外工作因昆虫等叮咬和直接接触有毒植物引起的危害

应对自然灾害时，应急救援者可能会碰巧直接接触到对健康造成严重威胁的野生动物（如毒蛇、蜘蛛或蝎子）或昆虫。为避免这些危险，USCDC 推荐以下保护措施 [31]。
- 使用驱虫剂。
- 避开峰值接触时间／地点。
- 穿上能遮住身体的合适衣服以避免接触。
- 使用蚊帐。
- 使用合成除虫菊酯类杀虫剂处理衣服、蚊帐和防护用品。
- 知晓挪窝的野生动物、宠物和其他动物（不要尝试捡起蛇）。

- 进入前进行区域检查。
- 对手和脚所处位置保持警惕（不要将手放在孔、洞穴中，不要踩在岩石和木头上，而要远离它们）。
- 在可疑地区工作时要穿戴合适的足部防护用品和皮手套。

在现场和森林进行自然灾害响应行动可能会让应急救援者直接接触某些植物并造成如皮肤和呼吸道过敏，或皮肤和黏膜刺激等健康风险。常见的植物包括有毒的常春藤、橡树和漆树[71]。NIOSH 推荐以下防范措施以避免发生这些后果。

- 学会认识工作区内及周边的有毒植物。
- 穿戴手套和合适衣服（如长裤和长袖衬衫）。
- 用肥皂和去污剂冲洗受影响的部位。
- 用外用乙醇清除可发生作用的油性树脂。
- 避免燃烧可能含有有毒的常春藤、橡树和漆树的植物和灌木堆；吸入植物燃烧产生的烟雾可导致严重过敏性呼吸系统症状。

（翻译：陈　亮；审校：张　敏）

第 8 章

在冲突局势下人道主义应援期间医务人员的安全与健康管理

健康应急救援者主要由本国医务工作者组成，但通常还包括致力于在应急情况下提供救治生命干预措施的国际医疗保健提供者。在冲突和紧急情况下，最令医疗保健提供者担忧的是，他们自己可能正是真实的或具威胁性的、有针对性的或随意性攻击的受害者。

这类攻击不仅危及医疗保健提供者，还剥夺了处于应急情况下人们最需要紧急护理的权利。虽然此类攻击的后果至今仍有大部分未被记录，但被认为对短期医疗卫生及长期医疗和福祉的提供、医疗体系、医务工作人员有重大消极影响，从而最终阻碍了全球公共健康目标的实现。

根据 WHO[7] 的数据，从 2014 年 1 月到 2015 年 12 月，有 594 起针对医疗保健提供者的袭击事件，造成 19 个国家的 959 名医疗保健提供者在急诊中死亡及 1561 名医疗保健提供者在急诊中受伤。对所收集到的信息分析后发现以下几点。

- 主要攻击目标（63%）是医疗照护机构。
- 超过 1/4 的攻击目标（26%）是医疗保健提供者，也有的攻击目标是医疗保健运输（6%）。
- 594 次袭击中有 366 次（62%）被认为是故意袭击，116 次（20%）被认为是无意袭击，且有 112 次袭击（19%）被认为是故意不报告、未知或不确定。
- 根据报告，53% 的袭击是国家当局所为，30% 是非国家当局所为，而 17% 的袭击者仍然未知、未被报告或未被确定。

8.1 冲突和应援期间医疗卫生机构的职业安全与健康管理

当处理关于保护医务工作者安全与健康避免暴力威胁时，需要考虑许多因素。除了常见的安全与健康风险，如地方病、道路事故、热应激及其他使应援工作变得危险的条件之外，冲突还带来了许多必须解决的职业安全与健康风险。

在采取具体行动保护医疗机构和劳动者之前，必须解决以下安全与健康相关问题。

- 社区参与。取得公众的配合与信任是实现医疗保健需要及医务工作者安全的关键。应援服务应该首先评估和监测武装团体、当局者、其他相关群体及个人如何看待医疗保健工作者和其他应援服务提供者。
- 表明医疗保健活动的简单标识。表明医疗保健活动的标识应放在醒目位置。
- 疏散通信。在手术前，医务工作者、非政府组织、军事人员和其他相关人员必须建立通信联络方式，并在整个手术过程中保持持续通畅。应将当地社区领导者和当局者纳入到通信网络之中，因为伤员和患者的疏散并非都由医务工作者或救护车辆完成。
- 对于国际人道主义法、人权和伦理的意识。医疗保健工作者应当对国际人道主义法、人权和伦理原则在武装冲突和其他应急情况中如何影响其权利和责任有基本了解。应该向医疗保健工作者提供培训，包括在应对医疗困境、暴力管理和预防及压力管理时，如何捍卫医疗保健伦理原则。

- 与民间社会领袖的沟通。必须同包括宗教和社区领袖在内的所有民间社会领袖进行交流，就关于保护医疗保健服务加强对话，考虑他们在社会中的重要性，特别是在冲突和危机时期。

8.1.1 医疗机构的安全措施

应综合考虑影响医疗保健机构安全的因素，包括医疗保健体系和基础设施承受冲击的能力、供应链中断的潜在影响及劳动者和患者的福祉。

WHO 安全医院项目 [72] 可帮助医疗机构评估安全，特别是在发生自然灾害及暴力事件的情况下。该项目的主要目标之一是保护医务工作者，此外还包括保护患者及其家庭，保护医院建筑、设备和医院关键系统。国际医院安全指标（The International Hospital Safety Index）已成为一项国际标准，并被各国持续用于应对已知不足之处的行动中。

国际红十字委员会（The International Committee of the Red Cross）在其题为"保护医疗保健"的报告中提出了针对医疗保健机构解决暴力的主要建议，并建议采取以下措施 [73]。

- 应急方案。应制定应急方案并附上所需物品和服务清单，以确保大约10天的自给自足。依赖单一供应商的风险太大，因此与多家供应商建立良好的工作关系至关重要，应该为制定计划和开展演习分配充足的资源，使全体劳动者能够做好应对应急情况的准备。应急机构的应急方案与现行区域或国家方案相匹配。
- 疏散计划和风险评估。应监测火灾和其他风险，所有劳动者应熟悉疏散方案。在关键区域外的窗户和防护墙上使用塑料薄膜以减少爆炸造成的损坏。此外，配置替代供水及多种类型的电源同样不可少。
- 控制访问。为了更好地控制出入，应在整个医疗保健机构周围建立带控制点的围墙。初步安全检查和医疗检查应明确分开。保安人员应仅承担安保职责及控制点，而不应承担分诊工作。
- 早期预警系统。应建立一个可应对困难应急情况的预警系统。
- 将关键设施置于安全场所。将重要设施安全放置将减少其易受攻击的可能性并确保备份。
- 信息通信系统。在正常通信频道出现故障时，应采用可供替代的通信方式。
- 其他重要措施还包括以下几点。
  - 将货物储存在安全区域，以防危险和抢劫。
  - 使用氧气浓缩器而非钢瓶。
  - 焚烧废物并隔离危险物质。

8.1.2 保护医疗卫生机构中劳动者的措施

- 应明确劳动者的角色和职责。确保在应急情况下有必要的灵活性。
- 应向医疗保健人员提供关于应急准备和压力管理方面的培训。包括火灾演习、风险评估和风险管理、保护要素、磋商、沟通、管理好人们的预期、自卫、心理支持、急救和自我照护等。此外，应为医疗机构内外的劳动者提供适宜的行为指导和培训，以减少冲突。
- 医疗保健机构需要保护他们的患者，同时应注意来自于一些患者的相关风险。如可行，应避免将患者进行分组，并在可行的情况下尽快让安全风险较高的患者出院。
- 医疗保健管理者应该考虑到患者家属的需求。在进行重大外科手术（如截肢）之前，应征得家属的同意，必要时应向家属提供社会心理支持。虽然有时应该限制来访者的人数，但应为患者的亲属提供等候室。
- 通过树立主人翁意识，与当地社区保持定期沟通和良好关系，可提高机构的安全性和接受程度。医院或诊所的负责人应定期努力确认当地社区对这些防范措施的看法，确认这些防范措施是否被认为是阻碍。
- 与媒体接触可以提高医院或诊所的安全性。向公众和相关人员提供服务知情同意，使他们意识到医疗保健服务是公正的，由此可以提高对医疗保健的接受程度。应制定积极主动的媒体策略，包括关于社会媒体负责任行为的准则，并应与媒体定期联系，以减少应急情况或危机出现时的紧张和误解。然而，信息共享的需要必须始终与伦理、保密和服务设施的安全相权衡。
- 如果安全风险变得无法接受，唯一的解决办法是临时转移医疗保健服务。任何临时转移行动都应仔细规划，并应制定战略以指导筹备，及患者和工作人员转移服务期间的相关工作。在建立临时医疗机构时，应向当地医疗保健机构、当局、社区领导、劳动者、患者和非政府组织咨询。在选择新地点之前，应进行安全和现场分析，并考虑以下因素：社区接受程度、劳动者和人口的可及性、优质医疗保健服务的可获得性及是否存在潜在合作伙伴。

8.1.3　冲突期间的压力管理

在冲突中工作除了给劳动者造成人身伤害外，还有很大的压力风险。当压力是对特定情况的正常和有利的反应时，其是一种自我保护的形式。然而，这可能导致更高和更严重的压力水平。在武装冲突和其他应急情况中的劳动者会感受到以下三种严重的压力。如果对这些压力不承认或不加以处理，它们可能是有害的。
- 基本的压力，是由于突然来到不熟悉的环境工作。
- 累积的压力，由多种因素引起，包括对自身安全的担忧（这种压力可能是缓慢或快速累积起来的，通常是可预见的）。
- 创伤性压力，是由意外和暴力事件引起的，伴随着对他或与他关系密切的人身体或心理伤害的威胁。PTSD 是对急性心理创伤的延迟反应。创伤性压力和 PTSD 都需要尽早获得专业帮助。

IASC 关于应急情况下心理健康和社会心理支持的准则包括以下方面 [74]。

医疗和其他应急救援者在冲突期间的整体福祉

在武装冲突和其他应急情况下，为伤员和患者提供医疗护理可能压力很大。应急救援者必须采取措施以确保自己的福祉，进而继续履行其职责。关于一般福祉，需要采取下列行动。
- 遵守当地安全准则（如果有）。
- 尽一切努力确保自身安全。
- 勿冒不必要的风险。

- 注意环境的变化。
- 有足够的休息。
- 知道自身局限。
- 规律饮食、避免酗酒和吸毒。
- 融入团队，勿将自己置身事外。
- 与朋友和同事讨论你关心的问题，特别是当你感到有压力时。
- 锻炼身体。
- 注意个人卫生。

预防和管理心理健康和社会心理健康问题的基本响应计划

该计划应包括以下内容。

- 确保在特定应急情况下获得具体计划，以保护和提升应急救援者在应急期间的福祉。
- 就岗位和应急内容为应急救援者做好准备。
- 营造健康的工作环境。
- 解决与工作有关的潜在压力源。
- 确保应急救援者获得医疗保健和社会心理支持。
- 为经历或目睹极端和潜在创伤性事件的应急救援者提供支持。

（翻译：陈　娜；审校：张　敏）

参考文献

1. Emergency response framework (ERF). Geneva: World Health Organization; 2013.

2. Handbook for inspection of ships and issuance of ship sanitation certificates. Geneva: World Health Organization; 2011.

3. Disasters list. Brussels: Centre for Research on the Epidemiology of Disasters; 2009.

4. El Nino and health: global overview January 2016. Geneva: World Health Organization; 2016.

5. OECD Environmental Outlook to 2050: the consequences of inaction. Paris: Organisation for Economic Co-operation and Development; 2012.

6. Health worker Ebola infections in Guinea, Liberia and Sierra Leone. Geneva: World Health Organization; 2015:16.

7. Attacks on health care: prevent, protect, provide. Report on attacks on health care in emergencies. Geneva: World Health Organization; 2016.

8. Guidelines on occupational safety and health management systems, second edition. Geneva: International Labour Organization; 2009.

9. OSH management system: a tool for continual improvement. Geneva: International Labour Organization; 2011.

10. Convention 155. Convention concerning Occupational Safety and Health and the Working Environment (Occupational Safety and Health Convention). Sixty-seventh session of the International Labour Conference, Geneva, 1981. Geneva: International Labour Organization; 1981.

11. Ebola virus disease risk allowance for Ebola response workers (internal communication). Freetown: National Ebola Response Centre; 2015 (http://www.nerc.sl/sites/default/files/docs/EVD%20Risk%20Allowance%20policy_final%20%282%29.pdf, accessed 12 October 2017).

12. Payment programme for Ebola response workers: cash at the front lines of a health crisis. Issue brief. New York (NY): United Nations Development Programme; 2015.

13. WHO Ebola outbreak response handbook for health and safety in the field. Geneva: World Health Organization; 2014.

14. ePROTECT. Geneva: World Health Organization; 2017 (http://www.who.int/csr/disease/ebola/training/health-safety/en/, accessed 22 September 2017).

15. WHO, GO Predeployment Training: Participant handbook, 2015 (http://www.who.int/csr/disease/ebola/training/go-pre-deployment/en/, accessed 22 September 2017).

16. Emergency responder health monitoring and surveillance. National Response Team technical assistance document. Atlanta (GA): National Institute for Occupational Safety and Health; 2012.

17. Funk R. Emergency Responder Health Monitoring and Surveillance (ERHMS) and its implementation in the Deepwater Horizon response. Slide presentation. Atlanta (GA): National Institute for Occupational Safety and Health (http://flaiha.wildapricot.org/Resources/Documents/Conferences/2011%20Fall%20Conference/Presentations/Funk_FL_AIHA_092911.pdf, accessed 22 September 2017).

18. Incident Command System. Washington (DC): Federal Emergency Management Agency; 2008 (https://training.fema.gov/emiweb/is/icsresource/assets/reviewmaterials.pdf, accessed 22 September 2017).

19. Update: WHO Health Emergencies Programme: progress and priorities. Geneva: World Health Organization; 2016.

20. Nature. Alert over South Korea toxic leaks. 2013.494(7435):15-16.

21. Standard precautions in health care. Geneva: World Health Organization; 2007.

22. WHO best practices for injections and related procedures toolkit. Geneva: World Health Organization; 2010.

23. Practical guidelines for infection control in health-care facilities. Manila: World Health Organization Regional Office for the Western Pacific ; 2004.

24. Safe management of wastes from health-care activities, second edition. Geneva: World Health Organization; 2014.

25. Guidelines for drinking-water quality, Volume 1: Recommendations. Geneva: World Health Organization; 2008.

26. Five keys to safer food manual. Geneva: World Health Organization; 2006.

27. Table 4: Summary of WHO Position Papers – Immunization of Health Care Workers. Geneva: World Health Organization; 2017 (http://www.who.int/immunization/policy/Immunization_routine_table4.pdf?ua=1, accessed 22 September 2017).

28. Medical recommendations for WHO staff and consultants deployed in the context of the Ebola outbreak in West Africa. Geneva: World Health Organization; 2014.

29. Interim guidance for healthcare workers providing care in West African countries affected by the Ebola outbreak: limiting heat burden while wearing personal protective equipment (PPE). Atlanta (GA): Centers for Disease Control and Prevention; 2015.

30. Slip, trip and fall prevention for healthcare workers. Atlanta (GA): National Institute for Occupational Safety and Health; 2010.

31. Hazards to outdoor workers. Atlanta (GA): National Institute for Occupational Safety and Health; 2015 (www.cdc.gov/niosh/topics/outdoor/, accessed 22 September 2017).

32. Global status report on road safety 2015. Geneva: World Health Organization; 2015.

33. Guide to safe working with timber and chainsaws. Dublin: Health and Safety Authority; 2010.

34. Guidance for managing worker fatigue during disaster operations, Volume 1. Technical Assistance Document. Washington (DC): National Response Team; 2009.

35. Psychological first aid: guide for field workers. Geneva: World Health Organization; 2011.

36. A guide to managing stress in crisis response professions. Rockville (MD): Center for Mental Health Services, Substance Abuse and Mental Health Services Administration; 2005.

37. Interim Infection Prevention and Control Guidance for Care of Patients with Suspected or Confirmed Filovirus Haemorrhagic Fever in Health-Care Setting, with Focus on Ebola. Geneva: World Health Organization; 2014.

38. Cholera Outbreak: Assessing the outbreak response and improving preparedness. Geneva: World Health Organization; 2010.

39. Laboratory biosafety manual. Geneva: World Health Organization;

40. Guidelines on post-exposure prophylaxis for HIV and the use of co-trimoxazole prophylaxis for HIV-related infections among adults, adolescents and children: recommendations for a public health approach. December 2014 supplement to the 2013 consolidated

guidelines on the use of antiretroviral drugs for treating and preventing HIV infection. Geneva: World Health Organization; 2014.

41. Procedures for WHO staff and consultants: exposure to Ebola virus in the context of the Ebola outbreak in West Africa. Geneva: World Health Organization; 2014.

42. WHO laboratory biosafety guidelines for handling specimens suspected of containing avian influenza A virus. Geneva: World Health Organization; 2005.

43. Infection prevention and control of epidemic- and pandemic- prone acute respiratory diseases in health care: WHO interim guidelines. Document WHO/CDS/EPR/2007.6. Geneva: World Health Organization; 2007.

44. Field situation: how to conduct safe and dignified burial of a patient who has died from suspected or confirmed Ebola virus disease. Geneva: World Health Organization; 2014.

45. Travel and transport risk assessment: interim guidance for public health authorities and the transport sector. Geneva: World Health Organization; 2014.

46. Dembe AE, Erickson J, Delbos R, Banks s. The impact of overtime and long work hours on occupational injuries and illnesses: new evidence from the United States. Occup Environ Med. 2005. 62(9):588-97.

47. Guidelines for states concerning the management of communicable disease posing a serious public health risk. Montreal: International Civil Aviation Organization.

48. International Health Regulations (2005), third edition. Geneva: World Health Organization; 2016.

49. Ebola event management at points of entry. Geneva: World Health Organization; 2014.

50. WHO Interim technical advice for case management of pandemic (H1N1) 2009 on ships. Geneva: World Health Organization; 2009.

51. Protecting the health and safety of workers in emergency vector control of Aedes mosquitoes: interim guidance for vector control and health workers. Geneva: World Health Organization; 2016.

52. Globally harmonized system of classification and labelling of chemicals (GHS), fourth revised edition. New York (NY) and Geneva: United Nations; 2011.

53. Deep water. The Gulf oil disaster and the future of offshore drilling. Report to the President. Washington (DC): National Commission on the BP Deepwater Horizon Oil Spill and Offshore Drilling; 2011.

54. Alert over South Korea toxic leaks: government moves to tighten oversight after string of hydrogen fluoride accidents. Nature. 2013;15-6. doi:10.1038/494015a.

55. International Health Regulations (IHR) and chemical events. Geneva: World Health Organization; 2015.

56. WHO mannual: the public health management of chemical incidents. Geneva: World Health Organization; 2009.

57. McKee DTA, Thoma A, Bailey K, Fish J. A review of hydrofluric acid burn management. Plast Surg (Oakv). 2014. 22(2):95-8.

58. International Chemical Safety Cards. Geneva: International Labour Organization; 2017.

59. International Search and Rescue Advisory Group. INSARAG guidelines, Volume III: Operational field guide. Geneva: United Nations Office for the Coordination of Humanitarian Affairs; 2012.

60. Chemical - Biological - Radiological - Nuclear (CBRN) personal protective equipment selection matrix for emergency responders. Atlanta (GA): National Institute for Occupational Safety and Health; 2005.

61. Interim guidance document. Initial clinical management of patients exposed to chemical weapons. Geneva: World Health Organization; 2014.

62. Disaster risk management for health: radiation emergencies. Geneva: World Health Organization; 2011 (http://www.who.int/hac/events/drm_fact_sheet_radiation_emergencies.pdf accessed 22 September 2017).

63. Radiation protection and safety of radiation sources: international basic safety standards. General Safety Requirements Part 3 (No. GSR Part 3). Vienna: International Atomic Energy Agency; 2014.

64. Rojas-Palma C, Liland A, Jerstad AN, Etherington G, Pérez MdR, Rahola T, Smith K, editors. TMT Handbook: triage, monitoring and treatment of people exposed to ionizing radiation following a malevolent act. Østerås: Norwegian Radiation Protection Authority; 2009.

65. Nuclear and radiological emergency guidelines: preparedness, response and recovery. Geneva: International Federation of Red Cross and Red Crescent Societies; 2016.

66. Health surveillance of persons occupationally exposed to ionizing radiation: guidance for occupational physicians. Safety Reports series, No. 5. Vienna: International Atomic Energy Agency; 1998.

67. Flooding and communicable diseases. Fact sheet. Geneva: World Health Organization (http://www.who.int/hac/techguidance/ems/flood_cds/en/, accessed 23 September 2017).

68. Human cost of weather-related disasters 1995-2015. Brussels and Geneva: Centre for Research on the Epidemiology of Disasters and the United Nations Office for Disaster Risk Reduction; 2016.

69. Earthquakes guide. Washington (DC): Occupational Safety and Health Administration.

70. Generic risk assessment (2.1 Rescues from confined spaces; 2.1.4 collapsed structures). London: The Stationary Office; 2013.

71. NIOSH Fast Facts. Protecting yourself from poisonous plants. Atlanta (GA): National Institute for Occupational Safety and Health; 2010:118.

72. Comprehensive safe hospital framework. Geneva: World Health Organization; 2015.

73. Protecting health care: key recommendations. Geneva: International Federation of Red Cross and Red Crescent Societies; 2016.

74. IASC guidelines on mental health and psychosocial support in emergency settings. Geneva: Inter-Agency Standing Committee; 2007.

附录 工具箱

工具 尿色卡

在室内外穿着个人防护服工作时，热应激是一种重要的职业健康危害。应急救援人员可以通过尿液的颜色快速、简易地获得体内缺水状态的信息，因此可以促使应急救援人员饮用足够的水和液体，以及采取其他防范措施防止热应激的影响。

尿色卡是用于监测身体缺水状态的可视性简易辅助工具，由美国国家职业安全卫生研究所（NIOSH）制作。该尿色卡用不同的尿液颜色表示身体缺水的不同程度，从浅黄色到深琥珀色。虽然尿色卡是大多数具有正常的浅黄色至深琥珀色尿液的工人身体缺水状态的良好指标，但尿液颜色也可能受到饮食、药物、疾病或生理紊乱的影响，详情可见尿色卡的附表所描述的尿液颜色异常的原因。

尿色卡可在美国 NIOSH 发布的文件《国家职业安全卫生研究所推荐性标准：职业接触高温和热环境》（*NIOSH Criteria for a Recommended Standard：Occupational Exposure to Heat and Hot Environments*）的附录 B 中获得，该文件由来自美国卫生与公众服务部（DHHS）疾病预防控制中心（CDC）中 NIOSH 的 Jacklitsch B，Williams WJ，Musolin K，Coca A，Kim J-H 和 Turner N. Cincinnati（OH）编写。文件编号：Publication 2016-106。

网址：https://www.cdc.gov/niosh/docs/2016-106/pdfs/2016-106.pdf。

工具 热指数

热指数是一张包括温度与相对湿度的图表，见于美国 NIOSH 的文件《国家职业安全卫生研究所推荐性标准：职业接触高温和热环境》。它提供了有关因长期接触高温和（或）剧烈活动而导致热失调可能性的有用信息，并提供了四个风险等级：极其危险、危险、特别防范和防范，并用不同的底色表示。美国国家海洋和大气管理局（The National Oceanic and Atmospheric Administration, NOAA）根据热指数值发布热预警。

上述美国 NIOSH 的文件或热指数包括美国职业安全与健康管理局制定的工作场所风险等级。这些风险等级可以帮助应急救援管理人员监控天气并发布预防和控制热应激的措施说明。这些信息对于在炎热环境中工作的应急救援人员（如白天在热带地区的户外工作）及在热带地区的医疗机构工作的医护人员非常有用。

热指数可在美国 NIOSH 发布的文件《国家职业安全卫生研究所推荐性标准：职业接触高温和热环境》的附录 C 中获得，该文件由来自美国 DHHS 下属的 CDC 中 NIOSH 的 Jacklitsch B，Williams WJ，Musolin K，Coca A，Kim J-H 和 Turner N. Cincinnati（OH）编写。文件编号：Publication 2016-106.

网址：https://www.cdc.gov/niosh/docs/2016-106/pdfs/2016-106.pdf。

工具　现场水消毒技术

美国疾病预防控制中心（USCDC）关于旅行者健康的网页上的信息提供了关于不同类型的水消毒技术的全面指导，比较了各种常用方法的优缺点，并指导如何选择合适的方法。

该信息应有助于部署在偏远地区的应急救援人员选择和使用适当的水消毒方法，以保护他们免受水传播疾病的侵害。

网址：https：//wwwnc.cdc.gov/travel/yellowbook/2016/the-pre-travel-consultation/water-disinfection-for-travelers。

工具　安全使用梯子

在应急管理过程中，应急救援人员可能不得不爬上建筑物、树木、墙壁等来救援伤员或应对紧急情况。在这种条件下工作通常涉及使用梯子。此种情况会造成因从高处跌落而受伤的严重风险。跌落导致伤害的风险从地面以上 1.8m（6 英尺）处开始向上逐渐增加，任何超过该水平的工作都需要使用梯子。

英国健康安全委员会（Health and Safety Executive of the United Kingdom）关于安全使用梯子和四脚活梯的简要指南介绍了使用梯子时应采取的预防措施。这些信息对于应急救援人员安全使用梯子具有实际意义。

来源：Health and Safety Executive，2014. Safe use of ladders and stepladders, a brief guide. London.

网址：http：//www.hse.gov.uk/pubns/indg455.pdf。

工具　在应急救援期间的个人应激管理

在应急救援期间，心理压力是应急救援人员的主要职业安全与健康危害之一。心理急救（psychological first aid, PFA）涉及向遭受严重危机事件的人提供人道的、支持性的和实际的帮助。它提供了一个框架，以通过维护他们的尊严、文化和能力的方式支持遭受严重危机事件的人。心理急救涵盖社会支持和心理支持。

"关心自己和同事"的方法提供了简单实用的指南，是关于如何通过健康的工作和生活习惯来预防压力的实际措施。此信息应对不同响应阶段的应急救援人员都有用。

来源：Psychological first aid：guide for field workers, 2011. Published by the World Health Organization in collaboration with the War Trauma Foundation and World Vision International, Geneva.

网址：http：//apps.who.int/iris/bitstream/10665/44615/1/9789241548205_eng.pdf。

工具　应急救援人员的个人准备检查表

WHO 的《应急救援现场行动手册》（*Handbook for Emergency Field Operations*）涵盖了应急救援行动的不同方面，并包括应急救援人员的任务准备检查表。检查表包括各个方面，如家庭福利、银行信息、商业和金融、车辆维修和保养、家庭安全维修和保养、运输和通信技能、政治地理及文化意识、健康和 WHO 行政事务。

到应急区域开展救援之前，应急救援人员需要解决这些实际问题。这对于缓解救援之前的压力也应该有很大帮助。管理人员也可以适当地使用该清单，以监测其团队成员及个体应急救援人员的准备情况。

来源：Handbook for emergency field operations，1999. Geneva：World Health Organization.

网址：http：//www.who.int/hac/techguidance/tools/7661.pdf。

工具　识别和评估医疗卫生机构中的工作场所暴力

世界各地都在关注医疗卫生机构的工作场所暴力。虽然任何机构都可能受到因多种原因而导致的暴力的影响，但是具有某些特征的某些组织、员工团体、员工和工作场所条件会更易遭受暴力和延长施暴时间。文件《解决医疗卫生部门工作场所暴力的框架指南》（*Framework Guidelines for Addressing Workplace Violence in the Health Sector*）中有关于工作场所暴力识别和工作场所暴力风险评估的章节。该文件包括如下有关信息：识别面临风险的组织、易遭受暴力的群体、潜在的施暴者和受害者的特征，以及工作场所暴力风险高的工作场所情况。

这些信息应有助于政策制定者、规划者、行政人员和管理者识别可能遭受医疗卫生部门工作场所暴力风险的工作场所特征、易遭受暴力的群体和工作场所条件。这应有助于他们制定适当的相关政策、战略和规划，以预防和管理医疗卫生部门的工作场所暴力。

来源：Framework guidelines for addressing workplace violence in the health sector. Joint programme on workplace violence in the health sector, 2002. Published by the International Labour Organization in collaboration with the International Council of Nurses, World Health Organization and Public Services International.

网址：http：//apps.who.int/iris/bitstream/10665/42617/1/9221134466.pdf。

工具　事故指挥系统

美国职业安全与健康管理局的事故指挥系统（ICS）中的电子工具是一个有用的 Web 资源，可用于提供有关 ICS 和统一命令的信息。该电子工具全面涵盖了 ICS 的不同方面，包括应对事件的准备、实施和后期过程中的需求、范围及定义、组织结构、角色及职责、安全方面。

该信息应有助于帮助应急救援规划人员和管理人员了解应急救援期间 ICS 的概念，并有助于规划应急救援人员的职业安全与健康。

网址：https：//training.fema.gov/emiweb/is/icsresource/assets/reviewmaterials.pdf。

工具 食物更安全的五个关键要点

关于食物更安全的五个关键要点的资源（如手册、海报、视听演示等）由 WHO 制作。该信息聚合了安全食品准备规则的所有信息，并使用更容易记住的、更简单的标题，还提供了关于建议措施背后原因的更多细节。食物更安全的五个关键要点：①保持清洁；②生熟分开；③彻底煮熟；④将食物保存在安全温度范围内；⑤使用安全的水和原材料。

手册中提供的信息及其他媒体（如视听辅助、海报、小册子等）将非常有助于在整个应急救援团队中传播食品安全信息。这些信息有助于行政人员和管理人员在应急救援过程中采取规划、实施和监测食品安全措施，也有助于个别应急救援人员进行安全卫生的食品处理和准备。

来源：Five keys to safer food manual, 2006. Geneva：World Health Organization.

网址：http：//apps.who.int/iris/bitstream/10665/43546/1/9789241594639_eng.pdf?ua=1。

食物更安全的五个关键要点（视听展示）的网址：https：//www.youtube.com/watch?v=ONkKy68HEIM。

工具 关于应急救援期间安全与健康的在线课程

DisasterReady 组织的在线课程涵盖了有关应急救援期间的健康、安全和保障的广泛主题，也涵盖实际工作中较为重要的领域，如心理健康和心理支持，包括心理急救、对埃博拉病毒病的认识、疟疾问题、危险中的医疗保健、法律框架、消防安全、基本现场安全等。

这些课程向所有人开放，包括简短演讲，这些演讲语言简单易懂并有视听材料。

网址：https：//www.disasterready.org/。

工具 手卫生资源

手卫生是在日常工作及疾病暴发和应急救援期间预防生物危害的关键要素。手卫生应作为一个系统的计划实施，包括在临床环境中使用手卫生的基本理由、正确的方法、不同手卫生材料的使用、使用者的意识和工作场所的监测。

如下写明了 WHO 关于手卫生的主要资源。这些资源对应急救援项目管理人员和应急救援人员应该有用，以便其在疾病暴发和应急救援情况及日常工作条件下意识到手卫生习惯的必要性。

来源：WHO guidelines on hand hygiene in health care, 2009. Geneva：World Health Organization.

网址：http：//apps.who.int/iris/bitstream/10665/44102/1/9789241597906_eng.pdf。

手卫生相关的视频和广播，网址：http：//www.who.int/gpsc/5may/video/en/。

手卫生相关的工具和资源，网址：http：//www.who.int/gpsc/5may/tools/en/。

WHO 关于手卫生的视听材料——今日无人采取行动 明日无人去治愈（no action today, no cure tomorrow），网址：https：//www.youtube.com/watch?v=kOKeFv5VvY4。

洗手技术，网址：https：//www.youtube.com/watch?v=3PmVJQUCm4E。

工具·关于应急救援人员的健康监测和监护的在线培训

该教育培训课程由 USCDC 设计，涵盖关于应急救援期间的健康监测和监护框架的信息，称为应急救援者健康监测和监护（Emergency Responders Health Monitoring and Surveillance, ERHMS）系统。该系统包括针对应急救援的所有阶段的专属建议和工具，包括救援前、救援期间和救援后阶段。

对与应急救援人员的职业安全与健康相关的人员（如应急救援管理人员、应急救援人员、医务人员、健康与安全代表、流行病学家等）进行培训是有用的。

网址：https：//emergency.cdc.gov/training/erhmscourse/index.asp。

（翻译：刘　拓；审校：张　敏）